Die geistigen Epidemien

Willy Hellpach

Die geistigen Epidemien

Mit einem Nachwort
herausgegeben von
Heinz Schott

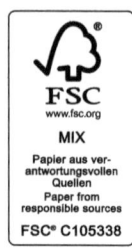

**Bibliografische Information
der Deutschen Nationalbibliothek:**

Die Deutsche Nationalbibliothek verzeichnet diese Publikation in der Deutschen Nationalbibliografie; detaillierte bibliografische Daten sind im Internet über www.dnb.de abrufbar.

Coverbild:
Buchdeckel (Vorderseite) der Originalausgabe von 1906

SCHOTT's NEUE BIBLIOTHEK / 10

© 2022 Heinz Schott
Herstellung und Verlag: BoD – Books on Demand, Norderstedt.

ISBN: 9783753498362

Inhalt

DIE
GESELLSCHAFT

SAMMLUNG SOZIALPSYCHO-
LOGISCHER MONOGRAPHIEN

HERAUSGEGEBEN

VON

MARTIN BUBER

ELFTER BAND:
WILLY HELLPACH
DIE GEISTIGEN EPIDEMIEN

DIE GEISTIGEN
EPIDEMIEN

VON

WILLY HELLPACH

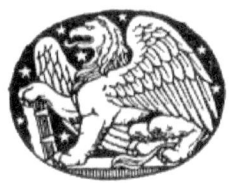

FRANKFURT AM MAIN
LITERARISCHE ANSTALT
: RÜTTEN & LOENING :

DEM ANDENKEN

UNSERES

P. J. MOEBIUS

DARGEBRACHT

,,Mit Euch, Herr Doktor, zu spazieren
Ist ehrenvoll und ist Gewinn . . . .''
Goethe, Faust I

VON KRANKHEIT REDEN DIE LEUTE gern, hören sie gern reden; den Arzt umgibt die Atmosphäre des Geheimnisvollen und zugleich Lebensbedeutsamen, eine jedenfalls »interessante« Atmosphäre also; er muß schon ein großer Tölpel sein, wenn sie ihm ganz abgeht; sie verläßt ihn nicht an der Schwelle des Krankenzimmers, sie begleitet ihn an den Stammtisch und in den Salon, und wenn er hier von seinen Berufsdingen plaudert, so sichert ihm auch die schönste Pose nicht soviel Teilnahme, wie die Sache selber. Es ist nur die Kehrseite der Situation, wenn in Fragen der Gesundheit ein Jeder sich sachverständig fühlt und wenn nach der meisten Menschen Überzeugung es zwar der Arzt ist, der die Kranken ins Grab bringt, hingegen die Natur, die sie heilen kann . . . Von Krankheit reden die Leute gern, hören sie gern reden. Und darum ist es denen, die die Menschheit tagtäglich von berufswegen zu unterhalten haben, nicht zu verdenken, wenn sie ihre Bilder und Gleichnisse mit Vorliebe aus dem Schatz der Pathologie wählen. Die Feuilletonisten überm und unterm Strich, der Politik und des Pläsiers reden möglichst viel von Krankheit. Sie reden vom Fieber der Spekulation und von Bildungshypertrophie, von einer Goldplethora und von finanziellen Aderlässen, von den verstopften Poren des Volkskörpers und von einer Embolie der Schlagadern des Verkehrs, von den Geburtswehen einer neuen Epoche und dem Todeskampf eines absterbenden Regimes. Sie reden am meisten und liebsten von einem Geschwür, das am Organismus der Gesamtheit zehre, oder von einer Eiterbeule die zum Aufstich reif sei, von einem sozialpathologischen Phänomen und von einer geistigen Epidemie. Sie reden täglich davon; und den Geschmackvollen unter den Zuhörern wird es auf die Dauer schon ein bißchen viel. Es ist nicht hübsch, wenn der Doktor in einem fort fachsimpelt. Und es ist nicht gut, wenn auch die harmlosesten Vorgänge des öffentlichen Lebens gewaltsam jodoform- und karbolrüchig gemacht werden. Mit allen solchen Dingen geht es schließlich wie mit Zettel dem Weber, oder um in unseren Tagen zu bleiben, wie mit dem Makler Sigismund Gosch in den »Buddenbrooks«: er möchte ein Mephisto sein, und doch durchschaut ihn jedermann als einen ollen ehrlichen Lübecker. Wenn Tag für Tag jede Partei, ob politisch, künstlerisch, religiös, wirtschaftlich, die andere als das am Volkskörper fressende Leiden diagnostiziert, so ist »Krankheit« kein Begriff und kein Bild mehr, sondern einfach ein Schimpfwort, und Schimpfwörter werden bekanntlich nicht dadurch wertvoller, daß man sie möglichst oft wiederholt.

Leider haben die Zeitungschreiber sehr illustre Mitschuldige: man sollte es nicht für möglich halten, aber es hat eine wissenschaftliche Richtung gegeben – und keine obskure etwa –, die in der Tothetzung jener pathologischen Analogien dem Feuilletonismus von heute eigentlich die Wege gewiesen hat. Diese Richtung ist die »organizistische Soziologie«· Der französische Denker Comte hat bekanntlich eine Wissenschaft erfunden – oder besser noch einen Namen für eine Wissenschaft: die Soziologie; und wie es mit jeder erfundenen Wissenschaft geht, es gab bald sehr viele Soziologien, ein Dutzend und mehr, und eine davon war die organizistische. Die lehrte, die Gesellschaft sei ein Organismus und die verschiedenen Institutionen: Regierung, Schulen, Banken, Armee, Kirche usw. seien die einzelnen Organe. Das Bild wurde hier und da recht hübsch, und hier und da recht gewaltsam, und hier und da sogar unappetitlich durchgeführt; denn es ist schließlich kein Vergnügen für irgend eine Institution, sich als den Urin oder den After des Volksganzen betrachtet zu wissen. Der Organismus konnte selbstverständlich erkranken. Und die Bilderserie, die man hierfür entwarf, führte die Etikette »Soziale Pathologie und Therapie«. So ist z. B. der unlautere Wettbewerb eine Kinderkrankheit des Kapitalismus (ob Zahnkrämpfe, Brechdurchfall oder Rachitis, hat man, soviel ich sehe, nicht entschieden). Wie gesagt, das war alles ganz amüsant, aber wie jemals jemand darin eine wissenschaftliche Leistung hat sehen können, das gehört zu jenen Rätseln, die auch im Denken der von Beruf Denkenden niemals gefehlt haben. Genug! Von da hat die pathologische Bilderspielerei eine Art wissenschaftlicher Weihe empfangen, und von dieser Weihe zehrt die nämliche Betätigung unserer Plauderer überm und unterm Strich.

Nun wäre das alles, gesetzt selbst, es sei über die Maßen abgenutzt, doch ganz harmlos, wenn nicht . . . ja, wenn nicht mittlerweile das Bedürfnis sich eingestellt hätte, von sozialpathologischen oder völkerpathologischen Erscheinungen und von geistiger Ansteckung oder Epidemie in einem ernsthaft wissenschaftlichen Sinne zu handeln.

Es gibt nämlich Erscheinungen im menschlichen Seelenleben, deren Eigenart gar nicht besser bezeichnet werden kann, als wenn man sie sozialpathologisch, völkerpathologisch, gemeinschaftspathologisch nennt. Ja, man kann sie beim besten Willen eigentlich nicht anders taufen. Aber in welchen begrifflichen Sumpf gerät man nun mit solcher Benamsung! Das Publikum, und nicht bloß das »gebildete«, sondern auch das »gelehrte« – eben infolge jener Gleichnisspielereien der organizistischen Soziologen –, das Publikum spitzt die Ohren, nickt vergnügt und verständnisinnig und ruft: Ei gewiß doch! Ei freilich doch! Sozialpathologische Probleme? Völkerpathologische Vorgänge? Gemeinschaftspathologische Erscheinungen ? Ei natürlich: (und nun je nach der persönlichen Orientierung) Sozialdemokratie – – Antisemitismus – – Agrarier – – Sittlichkeitsbewegung – – Freilichtmalerei – – Orden- und Titelwesen – – Militarismus – – Frauenemanzipation . . . Ei natürlich, davon lesen wir ja Tag für Tag; so? Das ist also eine neue Wissenschaft, die sich damit befaßt? Sehr interessant! Sehr interessant!

Erlebt man das Mißverständnis zum ersten Male, so geht es einem so nahe, daß man versucht ist, all die Fragestellungen wirklich sozialpathologischer Art unwirsch auf die Seite zu werfen und was Solideres zu treiben, was »Esoterisches«, zu dem das Auge der Feuilletonleser nicht reicht, und das zu schönen Gleichnissen selbst im Munde von Fachgelehrten nicht taugt – also etwa: hyperelliptische Funktionen, Synthese der Amidobenzole, Kasuistik der Pachymeningitis cervicalis hypertrophica Charcot, Textkritik der Hegelausgaben, Revision der mittelbaren Ursachen zum jülich-clevischen Erbschaftsstreit, Aufsuchung der ersten Anfänge des Wechselrechts, oder dergleichen. Allmählich tröstet man sich, daß es neuartigen Begriffen von weitreichendem Interesse noch immer ähnlich ergangen ist, daß die Gravitation und der Magnetismus, die elektrische Polarität und die chemische Wahlverwandtschaft (diese sogar im illustren Geiste Goethes) und noch mancherlei mehr eine Zeit lang zur Deckung der Erklärung sozialer Zusammenhänge haben herhalten müssen, auch immer so ein wenig zwischen Spielerei und Ernst changierend, bis sie in den Wortschatz einer harmlosen und unzweideutigen alltäglichen Bildersprache eingegangen sind – denn wenn wir heute zwei Menschen wahlverwandt heißen, so denken wir weiß Gott nicht mehr an den Kalk und die Säure, und nicht an Newton, wenn uns einer zu den Nationalliberalen hin zu gravitieren scheint. Die Erinnerung tröstet, wie gesagt, und ermutigt. Man fängt an zu hoffen, es werde auch mit der sozialen Krankheit ähnlich ergehen : in dem Maße, wie der strenge und ernsthafte Begriff von ihr die wissenschaftliche Untersuchung beschäftigt, wird die Spielerei mit dem weiten und laxen Gleichnis die Zirkel solcher Beschäftigung weniger und weniger stören, mehr und mehr als lediglich metaphorischer Wortgebrauch sich befestigen. Also: nur recht viel, recht nachdrücklich, immer wieder und immer wieder von sozialpathologischen, völkerpathologischen, gemeinschaftspathologischen Dingen, *die es wirklich sind*, gehandelt, und wir werden die Verwechslung mit jenen, die es nicht sind, bald los sein.

Betätigen wir ohne Verzug den guten Vorsatz !

BETÄTIGEN wir ihn am besten so, daß wir mitten in die lebendigen Dinge hineingreifen. Eine Prostituierte. Taufen wir sie der Kürze halber auf einen gangbaren Namen: Elly. Sie ist zwanzig Jahre und immer noch auffallend hübsch. Trotzdem geht es unaufhaltsam bergab – mit ihrem Gewerbe. Vor drei, zwei Jahren war sie eine der begehrtesten im Quartier latin. Aber bald hat ein merkwürdiges Renommee sich an ihre Sohlen geheftet: sie sei »wüst«. Im Café Kurz hinter der Weidendammer Brücke, wo um und nach Mitternacht Angebot und Nachfrage sich zum letzten Markt begegnen, hat immer einer den andern vor ihr gewarnt. Liebhaber haben es ihr gesagt, Genossinnen ihres Berufes haben es ihr gesagt: »zu wüst«. Nämlich zu schamlos. Zu unflätig im Reden und Gebaren , im Spiel mit ihren Reizen. Zu marktmäßig dabei, zu geschäftsmäßig, zu äußerlich. Jetzt sieht sie längst ein, daß sie sich damit die Kunden verscheucht. Aber sie kann nicht anders. Es ist ihr so zur zweiten Natur geworden – und ganz folgerecht aus ihrer ersten Natur heraus.

Nämlich: diese Elly hat nie einen Funken Sinnlichkeit in sich gehabt. Von Kind auf hat sie die Szenen miterlebt, die zwischen dem betrunkenen Vater und der verhärmten Mutter sich um die eheliche Pflicht abspielten. Verlockend war das nicht. Dann hat die ältere Schwester mit Liebhabern angefangen und ist schließlich mit einem durchgegangen. Und allmählich kam der Elly die Neugierde. Weiter nichts eigentlich. Sie war noch kaum fünfzehn, so gab der junge Schlafbursche, der eine Treppe tiefer wohnte, ihrer Neugierde Bescheid. Nun wußte sie, wie das schmeckte, warum der Vater die Mutter prügelte und die Schwester durchgebrannt war. Es schmeckte ihr gar nicht. Nicht gut und nicht schlecht. Und dann hat sich alles so abgespielt, wie gewöhnlich. Mit sechzehn ging sie in einen Dienst, lief weg, weil die viele Arbeit erst recht nicht schmeckte, trieb sich mit einem Menschen herum, bekam ein Kind und sie wußte gar nicht recht wie, so war sie auf der Straße. Es leuchtete ihr ein, daß sich mit dem Körper und dem hübschen Gesicht Geld verdienen ließ. Im Anfang ging denn auch das Geschäft glänzend, aber bald hat es nachgelassen. »Zu wüst.« Der Ruf weicht nicht mehr von ihr. Unflätig, wie nur die ältesten Matroninnen der Prostitution, die im Café Sanft ihre Nächte mit widerlicher Koprolalie hinbringen; und dazu gleichgültig und kalt. Niemals hat sie einen wirklichen Liebhaber besessen, wie doch so viele andere. Das Sinnliche ist ihr unbekannt. Als sie im Krankenhause lag, hat ein älterer Student, der einmal ihr Käufer gewesen war, zum Assistenzarzt ein Fremdwort über sie gesagt. Sie hat's nicht verstanden, nicht behalten, aber sie hat gefühlt: es ging darauf, daß sie nicht begehrenswert sei ...

Der Fall ist typisch. Die Elly läuft in Hunderten, in Tausenden von Exemplaren herum. Und das Fremdwort, das für sie gilt, heißt »frigida«. Ohne Sinnlichkeit, zu deutsch: ohne alle Sinnlichkeit, und darum auch ohne so vieles, was damit zusammenhängt. Ein deutscher Arzt, der sich auf diese Angelegenheiten versteht, schätzt die Zahl der Frigiden auf mehr als ein Drittel aller deutschen Weiber. Das klingt etwas reichlich. Nun, er meint alle die, denen der eigentliche Geschlechtsakt kein dringendes Bedürfnis ist: sie können ihn, obschon daran gewöhnt, ebensogut wieder entbehren, ja sie fühlen sich bei der Ausschaltung wohler. Damit ist nicht gesagt, daß sie Zärtlichkeit, Liebkosungen, Galanterie, also die verfeinerten erotischen Bezeigungen, nicht angenehm verspüren. Kurzum, es gibt eben alle Nuancen, wie überall in der Wirklichkeit eine ununterbrochene Abtönung führt von der Nymphomanie am linken zur sexuellen Indifferenz am rechten Ende hinüber. *Die Enden sind beide krankhaft*, das steht außer Zweifel. Die leichte Entbehrlichkeit der Begattung mit erhaltenem Zärtlichkeitstrieb steht an der Grenze des Normalen und Abnormen. *Wirkliche Frigidität ist pathologisch.* Geht man ihr genauer nach, so findet sie sich wohl immer mit anderen abnormen Wesenszügen verknüpft. Häufig ist sie nur ein Symptom unter mehreren, nämlich Symptom eines allgemeinen, wenn auch sehr leichten, dem Laien nicht sicher erkennbaren Schwachsinns, oder doch jener Indolenz des feineren Gemütslebens, die in der Psychiatrie (mit einem nicht sehr glücklichen Ausdruck) als »gemütlicher Schwachsinn« bezeichnet wird. Das Nebeneinander einer gewissen Gutmütigkeit und häßlicher Charakterzüge oder wenigstens völliger Unzulänglichkeit für alle sittlichen Zumutungen ist dabei oft charakteristisch. Dummheit, mit einer Dosis Geriebenheit, Indolenz, moralische Inferiorität, Gutmütigkeit, Geschlechtskälte: es ist der Typus, wie man ihn als »geborene Prostituierte« beschrieben hat.

Aber das mit der »geborenen« stimmt eben nicht. Zunächst wäre nicht einzusehen, warum jene abnorme Veranlagung in den unteren Volksschichten so häufig, in den oberen so selten sein sollte – wie man doch aus der Rekrutierung der Prostitution schließen. Ein Hauptstück ist wohl angeboren. Aber nun kommt das Leben, und es kann noch sehr Verschiedenerlei aus dem Geborenen machen. Es kann eine Strauchhure daraus machen, aber ebensogut eine Hausfrau, Gattin und Mutter, nicht zärtlich, mit stillem Seufzen die eheliche Pflicht leistend, nicht sehr kinderlieb, nicht sehr feinfühlig und taktvoll, dafür gewissenhaft (Gewissenhaftigkeit ist oft die Form, wie die sittlich Indifferenten moralisch bleiben) und korrekt. Und dazwischen gibt es zahlreiche Zwischenstufen: ich gedenke eines merkwürdigen Mädchens aus dem Kleinbürgertum, sie heiße Grete, die in einer achtbaren Bureaustellung ist, fleißig, ehrlich, treu im Beruf, aber jedem sich hingibt, der sie haben will, stets ohne Entgelt, stets auch ohne die leiseste Regung von Sinnlichkeit; kommt ein paar Wochen keiner, so ist sie ebensogut ohne Geschlechtsverkehr; kommt täglich einer, so geht sie täglich mit; so geht es seit zehn Jahren, ohne daß sie irgendwie »gesunken« wäre; der Familie bezeigt sie eine gewohnheitsmäßige Anhänglichkeit; und wie es kam? – nun, ganz einfach, weil sie mit sechzehn Jahren ihr »Verhältnis« hatte, wie alle ihre Freundinnen, und dann, hübsch wie sie war, von einem Arm in den anderen und aus einem Bett ins andere wanderte – als pures Objekt der Nachfrage. Angeboten hat sie sich noch nie. Würde sie der Nachfrage entrückt, so wäre sie das durchschnittliche, anständige Bürgermädchen.

Aber der Leser wird ungeduldig und fragt, *wozu* ich alles dies erzähle? Wovon denn wollten wir reden? Doch vom Sozialpathologischen?

Wir sind mitten drin. Gleich ziehen wir aus den Exempeln die Nutzanwendung, destillieren Begriffe aus der Erfahrung (oder besser, da schon die Erfahrung mit Begriffen hantiert, wissenschaftliche Begriffe aus alltäglichen). Nämlich: überall finden wir hier eine gewisse *angeborene Abnormität*, die sich im Wesentlichen als Geschlechtskälte, als frigiditas, markiert. Was aber schließlich aus dieser frigiditas wird, das bestimmt das *soziale Milieu,* in das die frigida hineingeboren oder frühzeitig versetzt ist. Die eine bleibt korrekt und moralisch, die zweite zeigt eine Mischung von Unmoral des geschlechtlichen Lebenswandels und Korrektheit im übrigen, die dritte (die Elly) wird nicht bloß unmoralisch, sondern dazu noch »wüst«. Aus dem gleichen Häkchen biegt das Leben ganz verschiedene Haken. Der Leser errät schon, daß wir diese Erscheinung: *entscheidende Gestaltung eines ursprünglich Krankhaften durch soziale Umstände* – daß wir sie »sozialpathologisch« im ernsthaften Sinne nennen wollen.

Wollen! Vor dem letzten Schritt bleibt ein Bedenken zu beseitigen.

Erfährt denn überhaupt das ursprünglich Krankhafte in unseren drei Typen eine verschiedenartige Gestaltung? Bleibt nicht Frigidität Frigidität, hier und da und dort, und ist es nicht bloß eine andere Kostümierung, eine Drapierung mit Äußerlichkeiten, die das abweichende Bild hervorbringt? Sind nicht innerlich, psychologisch unsere korrekte Gattin und unsere merkwürdige Grete genau dasselbe, wie unsere Elly, würden sie es nicht auch äußerlich von heute auf morgen werden, wenn das Geschick sie von heute auf morgen in die nämliche äußere Situation rückte?

Unsere Antwort auf solche Fragen ist ein entschlossenes Nein! Die gesamte erlebte Vergangenheit geht nicht spurlos an einer Seele vorüber. Und das Pathologische ist kein abgegrenztes Etwas, das eingesponnen in einem Winkel sitzt und lediglich auf die Erlebnisse einwirkt, ohne von ihnen umgekehrt erreicht zu werden. Es ist in das Seelenleben hineingewoben, streckt seine Fäden bis in dessen letzte Verzweigungen und unterliegt mehr oder minder, je nachdem, den Einflüssen der umgebenden Welt. Wir unterscheiden Psychopathien und Psychosen, geistige Abnormheit und eigentliche Geisteskrankheit, und wir betrachten die Psychopathie als einen abnormen Dauerzustand, die Psychose als einen Krankheitsprozeß von wohlbestimmtem Verlauf. Wir wissen auch, dass die Psychose im großen Ganzen der Umwelt gegenüber übermächtig ist und hochmütig ihre Wege geht; der Laie stellt sich vor, durch Anfeindungen könne Einer zum Verfolgungswahnsinn getrieben, durch Ehrgeiz dem Größenwahn überantwortet, durch trübe Erlebnisse der Melancholie preisgegeben werden. Der Irrenarzt weiß, daß diese Zusammenhänge nicht existieren und daß jene Erscheinungen Teile von Krankheiten sind, zu denen wir heute noch stehen wie zum Winde im Evangelium: nicht wissend, von wannen er kommt und wohinnen er fährt. Und trotz dieser Unabhängigkeit der eigentlichen Geisteskrankheiten von der Außenwelt, trotz des furchtbaren Eigenwillens ihres Hervorbrechens und ihrer Abwicklung – trotzdem hier und da ein Faden der Verkettung! Wir wissen, daß wir durch zweckmäßig ausgewählte und zugeteilte Arbeit die Verblödung in vielen Fällen wohltätig beeinflussen, ihr entgegenwirken können; wir wissen, wie sorgsam vorzeitige seelsorgerische Bemühung vom Melancholischen ferngehalten werden muß. Man sei so skeptisch wie denkbar, dies eine wird unter allen Umständen allem seelisch Krankhaften zuzugestehen sein: verschlimmern können die Einwirkungen von außen her es sicher. Alles Pathologische, dem Zufall überlassen, greift rapide um sich, zieht immer weitere seelische Provinzen in sein

Netz hinein – und wenn das selbst an den Psychosen sich aufzeigen läßt, um wieviel mehr gilt es nun für die Psychopathien! Dem Psychopathen gegenüber ist immer wieder die Erziehungsaufgabe klar gegeben: es gilt, sein Krankhaftes gewissermaßen abzustechen, die Ausbreitung zu hindern und die Seele nach allen anderen Richtungen hin tüchtig und kräftig zu machen, damit sie von hier aus schließlich über den Defekt oder die üble Mitgift hinüberwachse, zudeckend und in Schach haltend, denn ausfüllen und ausmerzen ist eine Unmöglichkeit. Es kommt also unsäglich darauf an, wie der Psychopath aufwächst, wie das Leben zu ihm redet. Sich überlassen, wird er nicht bloß durch seine Krankheit sozial untauglicher, sondern gleichzeitig kränker.

Auf unser Exempel nunmehr angewendet: es sind nicht bloß Verschiedenheiten der sozialen Eingliederung desselben abnormen Zustandes, den unsere konkrete Gattin und Elly darstellen, sondern es sind auch verschiedene Entwicklungen der nur ursprünglich gleichen Abnormität. Dort ist der Krankheitsherd isoliert, und alles hat sich zusammengetan, um ihn isoliert zu halten; hier ist das Krankhafte durchs ganze Seelische hindurchgewuchert, alles vergiftend und verderbend. Stellt die korrekte Frau in Not und Entbehrung, sie wird keine Elly mehr; und bringt die Elly in fürsorgliche Obhut, sie wird nie mehr eine korrekte Frau mit einem umzirkelten Defekt. Von beiden Seiten trägt uns die Erfahrung, die statistisch belegte, Beweise dafür zu: es ist nicht so die Not und das Unglück, als die Vergangenheit, Jugend und Erziehung, die der Prostitution immer neue Rekrutinnen zuführt, und alle Besserungsbemühungen haben bis heute ein klägliches Fiasko erlebt. Was die Männer das »Wüste« der Elly nennen, ist eben ihre Abnormität in höchster Steigerung, in der Verwilderung sozusagen: die Frigidität ist in gewissem Maße immer auch ohne Scham, aber, der Verwilderung überlassen, wird sie schamlos. Kurzum, *aus der krankhaften Anlage haben die sozialen Umstände dieses oder jenes fertige Krankheitsbild herausgewickelt; dieser* Vorgang ist es, den wir *sozialpathologisch* nennen.

Der krankhaften Anlagen sind mannigfaltige, und wir haben uns mit guter Absicht nicht die herausgesucht, an der unsere Erläuterung besonders leicht zu führen gewesen wäre. Jetzt winkt uns dafür der Vorteil, das mühsam gewonnene ohne Bedenken auf alle anderen Möglichkeiten anzuwenden.

Denn eine wieviel dankbarere Angriffsfläche für die Umwelt bietet doch die Psychopathie, wofern sie nicht so sehr Defekt oder umschriebene Krankhaftigkeit, als vielmehr allgemeine abnorme Biegsamkeit und Bestimmbarkeit der Seele ist! Das sind womöglich die allerzahlreichsten Psychopathen: es ist alles da, Verstand, Interesse, Empfänglichkeit, ja, es ist von allem ungewöhnlich viel da – und diesem Viel entspricht ein Zuwenig an Nachhaltigkeit entweder, oder an Festigung des eigenen Selbst den Dingen gegenüber (oft fließt das Oder aus dem Entweder, indem eben die geringe Nachhaltigkeit des Erlebens die Ausbildung jener festen Seelenbeschaffenheit hintanhält, in der ein »Charakter« sich kundgibt). Es ist die alte Geschichte: Vorzüge wollen erkauft sein, kein Licht ohne Schatten, oder gelehrt ausgedrückt: der ungewöhnlichen Erregbarkeit und Übungsfähigkeit entspricht auch eine ungewöhnliche Ermüdbarkeit, Abspannbarkeit, der Lebhaftigkeit der Lust, mit der Neues ergriffen wird, eine nicht mindere Lebhaftigkeit der Unlust, mit der es nach kurzem beiseite geschoben wird. Labilität, Instabilität heißt diese Veranlagung, wahrscheinlich, wie gesagt, die häufigste Form der psychopathischen Artung. Und das ist ja deutlich: wie ungeheuer sie den Mächten der Umwelt preisgegeben ist! Hier spielt das »Milieu« wirklich seine (sonst oft überschätzte) »determinierende« Rolle, hier wird soziale Lage, Erziehung, Bildung, geselliger Kreis, Beruf, wirtschaftliches Gedeihen, ja die Landschaft von entscheidender Wichtigkeit für die Formgebung der Persönlichkeit – und hier ist, wirkt alles dies oder noch eins davon ungünstig, krankheitfördernd ein, jedesmal die sozialpathologische Fragestellung ohne alle Diskussionen gegeben. Hier mögen Zeitalter und Schauplatz aus derselben Psychopathie bald eine hysterische, bald eine nervöse, bald eine kriminelle, bald eine geschlechtspathologische Abweichung entwickeln. Es wird weiterhin noch davon zu reden sein.

Ich denke, wir hätten den Begriff jetzt eingefangen und wie einen Falter aufs Brett gespannt: *sozialpathologische Erscheinungen* (oder gemeinschaftspathologische) sind *alle solche seelischen Krankheitserscheinungen, deren Wesen von sozialen Momenten bestimmt oder doch erheblich mitbestimmt ist*. Der Pedant (und ich hoffe, es wird auch ein Pedant unter den Lesern sein) stößt sich vielleicht an dem grenzenlosen Wörtlein »erheblich«. Gut, man kann es fortlassen. Denn wo die Mitbestimmung durch die Mächte des Gemeinschaftslebens nicht mehr erheblich, aber doch noch deutlich ist, dort wird man zwar eine Erscheinung nicht in Bausch und Bogen sozialpathologisch nennen dürfen, doch *bleibt die sozialpathologische Fragestellung auf sie anwendbar*: erforderlich eben doch für die Herausarbeitung des (noch so kleinen) Anteils, den das Soziale an der Fertigstellung der seelischen Krankheit genommen hat.

Wonach auch der Pedant beruhigt sein dürfte.

I M GROSSEN Kreise der sozialpathologischen Erscheinungen liegt der kleinere der geistigen Epidemien. Aber zwischen beiden, diesen umspannend; von jenem umspannt; dehnt sich der mittlere Kreis seelischer Massenerkrankung.

Die Bezeichnungen entstammen der Pathologie des körperlichen Lebens. Hier heißt ja Massenkrankheit eine Erkrankung, die viele zu ungefähr gleicher Zeit und auf begrenztem Raume aus einer Ursache befällt: zum Exempel eine Vergiftung, die die Teilnehmer eines Diners heimsucht. Und Epidemie wird die Massenerkrankung, wenn die Krankheitsursache von einem auf den anderen übertragen wurde, wenn »Ansteckung« das verbreitende Prinzip war. Auf die Wirklichkeit angewandt, stimmen freilich die Kriterien nicht immer exakt. Die Influenza etwa befällt Hunderte auf einmal, aber sie wandert auch von einem zum anderen. Beim Typhus, bei der Cholera streiten sich die Schulen darum, was die Massenkrankheit macht, *eine* Ursache, oder Übertragung: Grundwasserstand oder Ansteckung. Und so weiter. Im großen ganzen hat man die Unterschiede im Gefühl, wendet man die verschiedenen Bezeichnungen auf den gegebenen Fall richtig an. Was aber können sie fürs seelische Leben und seelische Kranksein bedeuten? Geistige Massenkrankheit? Geistige Epidemie?

Studieren wir's am Exempel! Wir brauchen, um mit der geistigen Massenkrankheit zu beginnen, nicht weit zu schweifen, das Gute liegt so nah. Wenn wir sie einmal, ganz parallel der körperlichen Schwester, als seelische Erkrankung Vieler zur gleichen Zeit, auf begrenztem Raume und aus *einer* Ursache bestimmen wollen, so bietet sich uns gar kein trefflicheres Beispiel einer so gearteten Erkrankung, als eine *zechende Tafelrunde*, ein Kommers. Jeder einzelne im Zustande des Rausches. Der Rausch ist die alltäglichste Form geistiger Erkrankung, die sich uns präsentiert. An ihm gerade hat die moderne Psychopathologie studiert, wie krankhafte seelische Veränderungen entstehen, wachsen, gipfeln – hatte man hier doch die Ursache in der Hand, eben den Alkohol, und konnte ihre Dosis nach Belieben abstufen. Die seelische Symptomatologie dieser Psychose: vom ersten Schluck des vergiftenden Getränkes an Herabminderung der sensorischen, apperzeptiven und intellektuellen Funktionen, auf gut Deutsch, der Fähigkeit, wahrzunehmen, aufzufassen, zu verknüpfen, zu unterscheiden, zu beurteilen, Herabminderung bis zur völligen Aufhebung fortschreitend; denn von der Animiertheit bis zur Sternhagelbesoffenheit ist's eine ununterbrochene Kette. Weiter: vom ersten Schluck an auch Veränderung der motorischen Funktion, auf gut Deutsch, der Fähigkeit, Bewegungen aller Art zu vollziehen, nun aber hier zunächst Erregung, also Erleichterung der Beweglichkeit (das ist das Stadium der Bierrede, der Zungenfertigkeit überhaupt, schließlich des Streitens und Tobens; und wir wissen, es ist nur ein besonderer Ausdruck solcher gesteigerten Psychomotorik, wenn der Berauschte mit Vorliebe und Leichtigkeit reimt, nicht etwa – wie mancher stolz denkt – ein Zeichen gesteigerten geistigen Vermögens); nach der Erleichterung der Beweglichkeit aber kommt, früher oder später, das Umkippen ins Gegenteil, der Absturz in die Lähmung (das ist das Stadium des Lallens, des Torkelns und schließlich der Apathie). Endlich: vom ersten Schluck an auch Veränderung des Gemütslebens – die die Stimmung hebt sich, wird erst behaglich, dann vergnügt (»Euphorie« heißt das schöne Fremdwort der Sachverständigen hierfür), aber die feinsten Gefühlsregungen erscheinen sogleich gelähmt, Takt, Rücksicht, Scham treten zurück, Reserve und Keuschheit schwinden, die Ausgelassenheit überwuchert alles andere, bis auch sie ihren Umschlag ins graue Elend erlebt. Das wäre so ungefähr das Bild der akuten Alkoholpsychose als Ganzes, jedem aus täglicher Beobachtung, fast jedem ja leider auch aus der Erfahrung am eigenen Leibe vertraut, nun aber seit anderthalb Jahrzehnten von experimentierenden Psychopathologen in seine einzelnen Anteile auseinandergelegt und jeder Anteil für sich erforscht, eine Vorarbeit höchsten Wertes, wie gesagt, für den tieferen Einblick ins Gewebe seelischer Abnormisierung überhaupt . . . Wer kann bezweifeln, daß diese Psychose als Massenerkrankung auftritt, ja meistens auftritt (denn der Opfer des stillen Suffs gibt es doch, Gott sei Dank, im Vergleich mit Stammtischen, Skatabenden, Kneip- und Tafelrunden, Bowlen und Kommersen, Früh-, Dämmer- und Abendschoppen, patriotischen Diners und sozialistischen Maifeiern usw. usw., doch nur recht wenige). In der Tat, hier haben wir den über jedes Bedenken erhabenen Typus der seelischen Massenerkrankung: seelische Erkrankung Mehrerer zu gleicher Zeit und in räumlich begrenztem Bereiche aus gleicher Ursache. Die Ursache ist die Alkoholvergiftung, also eine körperliche Ursache; wir stellen das fest; einer oder der andere Leser stutzt am Ende, aber wir lassen uns jetzt nicht stören, bescheiden uns vielmehr bei der rohen Erfahrung, daß seelische Erkrankung so gut aus körperlicher wie aus seelischer Ursache entstehen kann.

Den Typus, den *reinen* Typus der seelischen Massenerkrankung *gegenüber* der seelischen Epidemie? Ja, wo wäre hier Herd, wo Ansteckung? Die Quelle der Psychose erschöpft sich mit dem Glase Wein, Bier, Bowle, Punsch, Schnaps, das jeder Einzelne sich stehen hat. Es steht außer Zweifel: wenn jedes Glied der Tafelrunde das nämliche Quantum spirituöser Flüssigkeit im stillen Kämmerlein vertilgte, das Glied würde nicht weniger betrunken werden. Aber – durch einen Spalt in dem sonst so schönen geschlossenen Bilde lugt das Epidemische doch herein.

Nämlich, die Trunkenheit im stillen Kämmerlein wäre zwar nicht minder schwer, aber es ist tausend gegen eins zu wetten, daß sie trotzdem der Kommerstrunkenheit etwas unähnlich ausfallen möchte. Im stillen Suff ist das Stadium der psychomotorischen Erregung und der gehobenen Stimmung verkürzt, wird jene rascher von der Trägheit, der Lähmung also, abgelöst, die Euphorie aber kaum oder doch nur andeutungsweise zur stürmischen Ausgelassenheit entwickelt. Das Zusammenzechen gibt dem Rausche ein anderes Bild, grellere Farben möcht' ich sagen, die Lustigkeit und die erleichterte Beweglichkeit bleiben länger vorherrschend und – treten auch schon früher ein. Daß man auf Kneipen »sich betrunken singe«, ist alte Studentenweisheit, doch es bedarf des Singens nicht einmal; man redet, lacht, ulkt, schreit sich in den Rausch hinein. Es ist ein Vorgang, wie er im seelischen Leben immer und immer wiederkehrt: seelische Veränderung ins Krankhafte wird *beschleunigt*, indem den anfänglichen, erst leise pathologischen Wandlungen ihr schrankenloses Austoben gewährt wird – und seelische Veränderung ins Krankhafte wird auf dem nämlichen Wege nun auch *verändert*, indem durch eben dieses Austoben die Erregtheitsmomente in den Vordergrund geschoben und im Vordergrunde unverhältnismäßig lange gehalten werden. »Austoben« aber, dieses vulgäre Wort, ist im Lichte psychologischer Erwägung immer dasselbe, nämlich: Mimik und Rede, Ausdruck und Mitteilung. Seelische Erlebnisse können sich auf gar keine andere Weise austoben, als indem sie mitgeteilt oder indem ihre natürlichen Ausdrucksweisen durchgelebt werden, oder indem beides miteinander geschieht. Meist geschieht das Letztere. Der Wütende rast nicht bloß umher und zerschlägt, was ihm in den Weg kommt, sondern er ergießt zugleich eine Flut von Worten über den Anlaß seiner Wut: er schimpft sich in seiner Wut hinein – oder er schimpft sich aus, und noch in der Erinnerung, wenn er gelegentlich auf den Vorfall von dermaleinst zurückkommt, vollzieht sich, nur abgeschwächt, das Selbige: Gesten und Rede begleiten die wieder durchlebte Gemütsbewegung, und er schimpft sich von neuem in die Wut hinein – oder er schimpft sich noch einmal aus. Denn das ist die doppelte Möglichkeit, die immer lauert: das Austoben der Gemütszustände in Mimik und Aussprache kann die seelische Erregung steigern, aber ebensogut lösen. Es sind ja sattsam bekannte Geschichten. Der Trauernde weint sich aus, aber er kann sich auch in seinen inneren Schmerz hineinweinen; frohe Stimmung befreit sich im Lachen, um in stille Heiterkeit auszuklingen, aber das Lachen kann sich auch künstlich zur Ausgelassenheit aufgipfeln, die dann in eine fade, verdrossene Abspannung umschwingt. Diese Doppelrolle des Ausdrucks unserer Gemütsbewegungen bedeutet eine der schwierigsten Klippen, die der Kurs menschlicher Erziehung und Selbsterziehung zu umsteuern hat; denn nur, wo die lösende Kraft der

Mimik und Rede die Vorherrschaft behält, ist gutes Fahrwasser unserem Lebensschifflein gesichert ...

Die Lösung aber wird überall gehindert, die Steigerung begünstigt, wo irgendwelche Bedingungen ein fortgesetztes Wirken von Mimik und Rede, von Ausdruck und Mitteilung schaffen. Das kann unglückselige ursprüngliche Anlage sein: wer kennt nicht die Naturen, die jeden Quark von Affekt bis zum Äußersten durchkosten müssen, bis zum Umschlag in die schließliche Erschöpfung mit ihren üblen Neben- und Nachwirkungen? Aber es kann auch äußere Zufälligkeit, momentane oder chronische Konstellation sein, und da drängen sich die beiden gegensätzlichen Möglichkeiten der *Einsamkeit* und der *Geselligkeit* unserem Interesse vor allen andern auf. Es sind die deprimierten Gemütszustände, die im Alleinsein immer wieder ihren Entladungen sich überlassen, um sich so schließlich zu höheren und höheren Graden zu steigen, als bleibende Umstimmung in der Seele sich festzuwurzeln. Wir wissen, was die Einsamkeit für die Trauer, für den Ärger, für die Enttäuschung, für die Sorge, für den Gram, für den Kummer, für das Mißtrauen, für die Reue bedeutet! Heilloses Hineinfressen ins innerste Mark der Seele, ewig neues Aufwühlen der alten Regungen, systematische Züchtung zum Grundton, auf den das Dasein sich stimmt. Und es sind umgekehrt die exzitierten Gemütszustände, deren immer neue Verkörperung in Ausdrucksbewegungen durchs Geselltsein, durchs Zusammen provoziert wird. Freude, Zorn, Begeisterung, Erbitterung, auf ihren Träger angewiesen, klingen unvermeidlich ab und in ruhigere Stimmungen aus; sie wachsen in Geste und Wort, die ihr Ausdruck sind, wachsen desto rascher, die je häufiger die Gelegenheit dieses Ausdrucks sich wiederholt. Es sind jene Affekte, deren Gewalt aller Berechnung spottet, wenn sie die »Masse« packen – die Masse, die ja die größte Verkörperung alles Zusammenseins ist.

Fröhlichkeit also, um nunmehr schnurstracks zu unserer Angelegenheit zurückzubiegen, Fröhlichkeit und jede ihr verwandte Erregung unseres Gemüts rankt an der Möglichkeit, immer wieder zu lachen, zu tollen, zu reden, zu jubeln, zu schreien, zu zappeln sich zu Höhen empor, die sie im Alleinsein nie zu erklimmen vermöchte. Denn jene Möglichkeit ist ja doch nur im Zusammensein gegeben: wir lachen nicht lange, wenn keiner mitlacht, reden nicht lange, wenn keiner widerredet, und schreien und jubeln und tollen kann in der Einsamkeit nur der Narr. Die »Andern«, das sind die eigentlichen Anpeitscher jedweder Erregung; im Gewirr, im Durcheinander von Gesten und Reden schwillt die Euphorie zur unbändigen Ausgelassenheit an. Und das Bild, das eine berauschte Tafelrunde zeigt, verdankt dem Umstande der Vielheit ihrer Glieder seine vom Stilleben des einsamen Suffs verschiedenen Farben. Die »Ansteckung« hat diese Farben gemischt.

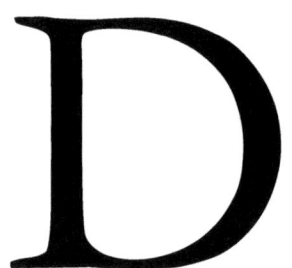IE ANSTECKUNG . . . Sie spielt, wie wir sehen, in diesem Falle der berauschten Tafelrunde eine nur helfende Rolle; sie *erzeugt* nicht die Massenerkrankung, sondern sie taucht alkoholisch erzeugte lediglich in einen eigenartigen Duft. Sie zu fassen, verflüchtigt sich unter den Blicken, und die groben Begriffe von Herd und Ausbreitung gewinnen hier noch keinen festen Umriß. Manchmal kann man in einer zechenden Runde einen Menschen bezeichnen, der den Herd der Fröhlichkeit darstellt; ohne den der Stumpfsinn und eine Art (trotz des Zusammenseins Mehrerer) stillen Einzelsuffs das Feld beherrschen würden. Jeder kennt solche Fälle. Öfter aber sind Alle, sind wenigstens die Meisten Herd: Jeder für die Anderen. Die Erregung fliegt hin und her! Das epidemische, kurz und gut, ist mit dabei, aber eben nur mit dabei, wie ein Gewürz in einem Kuchen. Das Gewürz ist nicht die Hefe.

Kann es jemals Hefe sein? Ist die berauschte Tafelrunde etwa schon der Typus der geistigen Epidemie?

Ums Jahr 1550 brach im belgischen Kloster Uvertet eine Epidemie aus, die (nach einem fünfzigtägigen Fasten, das zu ekelhaften körperlichen Erkrankungen der Verdauungsorgane geführt hatte) mit der geistigen Erkrankung einer Person anhub. Eine Nonne hörte in der Nacht Seufzen und Stöhnen und verfiel im Anschluß an diese Halluzination in Lachkrämpfe und kataleptische Körperstellungen. Mit Windesschnelle griff nun die Heimsuchung um sich. Die Nonnen, eine nach der anderen, wurden erfasst, sprangen wie toll herum, brachten sich Verletzungen bei, hängten sich mit den Knien an die Äste von Bäumen und ließen sich köpflings herunterbaumeln; Sprachverlust und Geschrei lösten einander ab; wer den Weibern den Weg kreuzte, musste gefasst sein, gepackt und mißhandelt zu werden. Nach einiger Dauer kehrt die Wut Aller sich schließlich gegen zwei Opfer, die Klosterköchin und ihre Mutter; man lässt sie als Urheberrinnen der Epidemie verbrennen, aber das Autodafé peitscht die Paroxysmen nur noch mehr an, und erst im Laufe von Jahren erschöpft sich die Massenkrankheit und klingt in langsam wiederkehrende Ruhe aus.

Eine jener Klosterepidemien, wie sie im ausgehenden Mittelalter außerordentlich häufig gewesen sind; wen es nach mehr Beispielen dieser Sorte gelüstet, der findet in des alten Calmeil Buche »De la folie« eine reichhaltige Bedienung. Und hier ist nun wirklich alles beieinander, was zur Epidemie gehört. Der Herd ist da, denn hier wie meistens nimmt die geistige Verrückung von einer Person ihren Ausgang. Die Ausbreitung ist da, die Ausbreitung innerhalb kurzer Zeitspanne und auch begrenztem Raume. Denn die Verrückung erfaßt binnen Tagen oder Wochen ein Kloster – (oder anderswo eine Schule, ein Pensionat, ein Internat, ein Haus, eine Gemeinde, ein Dorf, ein Tal, eine Stadt, ein Landstrich). Aber wie geschieht diese Ausbreitung? Durch »Ansteckung«. Da sitzen wir fest. Was heißt hier Ansteckung? Es ist doch nur ein bildlicher Ausdruck!

Es *ist* nur ein bildlicher Ausdruck! Eigentlich sollte das selbstverständlich sein, aber da das Unwahrscheinlichste immer eine Menge Leute provoziert, es nun gerade zu glauben, so stößt man bei sonst nicht schwachsinnigen Köpfen auf die Meinung: es könnten okkulte Wellenbewegungen (›Wellenbewegung‹ ist modern, sozusagen naturwissenschaftlich tip-top) existieren, die von Nervensystem zu Nervensystem Wirkungen verpflanzten, dermaßen also, daß eine Wahnidee oder eine Stimmung auch zwischen räumlich getrennten, durch Mitteilung nicht verbundenen Menschenkindern gemeinsam werden möchte – eben durch jene Übertragung auf den Flügeln einer annoch okkulten Welle. Das wäre also dann eine Ansteckung materieller Art, Fortpflanzung von Nervenwellen, von Einem zum Andern. Ansteckung im Sinne der Pathologie wäre es ja freilich auch nicht, denn die vollzieht sich mittels Bakterien (oder Krankheitsstoffen, ganz vage gesagt), nicht aber mittels Ätherwellen; Gnade uns, wenn die Seuchen und Grippen *dieses* Vehikel zur Verfügung hätten! Aber es wäre immerhin eine physische Fortpflanzung. Doch wir reden davon nicht ernstlich. Wir stellen uns bockbeinig auf den Standpunkt, daß es für die Forschung wohl unerforschte, nicht aber, dass es eine besondere Sorte »okkulter« Phänomene für sie gebe; und da noch nie und nirgends das Bruchstück eines Belegs dafür erbracht worden ist, daß geistige Bewegungen, daß irgendwelche seelischen Erlebnisse sich auf andere, entfernte Seelen ohne Mitteilung übertragen hätten, so gedenken wir unsere Deutung der seelischen »Ansteckung« lediglich auf die Tatsachen des Zusammenlebens und der Mitteilung aufzubauen – »Ansteckung« also im bildlichen Sinne zu verstehen.

Wie kann nun Einer den Andern seelisch »anstecken«?

Eine Möglichkeit haben wir ja erzählt, die Ansteckung in fröhlicher Erregung im Kreise froher Zecher. Und dieser Ansteckung gleichen oder ähneln auch die andern, die die Sprache in den Worten »Fröhlich-keit steckt an«, oder »Lachen steckt an« umschreibt. Aber – und damit kommen wir nun ja auf die Frage zurück, die uns schon aufstieß – ist das nun die »typische« seelische Ansteckung? Oder gar die einzige? Vollzieht sich alle seelische Ansteckung überall und immer nach die-sem Schema F? Oder war jene Übertragung froher Erregung von Einem auf den Andern nur eine Form der Ansteckung unter mehreren? War sie die einfachste überhaupt?

Man sieht, das fordert eine Besprechung der Möglichkeiten seeli-scher Übertragung schlechthin. Wir wollen unser besonderes Thema, die Epidemien, dabei nicht aus dem Auge verlieren. Aber wir nehmen uns die Freiheit, das Pferd am Schwanze aufzuzäumen (was in der Wissenschaft stündlich geschehen muß). Das wirklich (wie man sagt, »empirisch«) erste an einer seelischen Epidemie ist der Herd. Wir schieben ihn zunächst beiseite. Uns geht die Ausbreitung vor. Präzise formuliert heißt die Frage: Wie geht es zu, daß der Mitmensch irgend-einen seelischen Vorgang des Menschen, irgendeine Vorstellung, eine Regung, wenn es Stimmung, einen Geschmack, eine Begierde, einen Entschluss, miterlebt – nicht zufällig (weiß ja auch wohl vorkommt), sondern in einer Weise miterlebt, die uns das Miterleben des zweiten als die *Folge* des Erlebens des ersten offenbart? Wie ist es möglich, daß etwas in einer Psyche B eintritt, *weil* es vordem in einer Psyche A ein-getreten war?

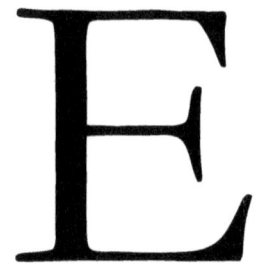 S IST auf dreierlei Art möglich; nämlich
1. durch *Einredung*
2. durch *Einfühlung*
3. durch *Eingebung*.

Die Einredung weist uns mannigfache Nuancen, vom Beschwatzen bis zum Überzeugen, allen aber ist gemein, daß versucht wird, mit Gründen der Seele des Mitmenschen eigene Erlebnisse aufzudrängen – »Gründen« im allerweitesten Sinne: es ist nicht immer und meist wohl nicht sublimierte Logik, die da ihre Künste spielen läßt, der Appell an allerlei obskure »Erfahrung« und an den hochberühmten »gesunden Menschenverstand« nimmt einen breiten Platz ein, allerlei Fragmente und Gemengsel von logischen Operationen in sich schließend. Trotz aller Brüchigkeit bleibt aber das die Pointe, daß der Einredende versucht, überzeugend zu wirken. Es ist die Methode, mit der die Demagogie von heute, sei's in der Presse, im Parlament, in der Volksversammlung, am liebsten arbeitet, so wenig sie, wie wir sehen werden, die beiden anderen Mittel: Einfühlung und Eingebung verschmäht. Es ist überhaupt die eigentlich »moderne« Methode, den Mitmenschen einen Seelenvorgang oder-zustand aufzudrängen. Sie ist dadurch erst zu ihrer Wichtigkeit gelangt, daß das Bedürfnis und die Gepflogenheit, die Überlegungen nach dem Gesichtspunkte von Grund und Folge zu ordnen, heute auch in den Seelen der breiten Massen, der primitiv Denkenden, eine Macht erreicht hat wie nie zuvor. So mißlich auch alle statistischen Behauptungen über seelische Geschehnisse sind, so wird es doch unanfechtbar sein, dass heutzutage die weitaus meisten »Bekehrungen« der Seele B zu irgendeinem Vorgange der Seele A auf dem Wege der (beschwatzenden oder überzeugenden) Einredung sich vollziehen. Wir »modernen« Menschen haben uns auch im Seelischen gewöhnt, die Chaussee zu benutzen – die gerade, ebene und wohlgepflegte Straße, die zum sicheren Ziel führt und von zuverlässigen Meilensteinen gesäumt ist.

Der wilde Bergpfad ist unsicherer; er windet sich hin und her, geht kreuz und quer mit andern seinesgleichen, so daß niemand weiß, ob er's selber überhaupt noch sei, und verläuft am Ende im Dickicht oder schneidet vor schwindelnder Tiefe ab . . . Ihm ähnelt, mehr als der Landstraße, jene zweite Art seelischer Übertragung, die wir als Einfühlung aufzählten.

Einfühlung: es ist das Miterleben eines seelischen Zustandes durch die einfache Wahrnehmung dieses Zustandes. Seelische Zustände sind der Wahrnehmung einzig gegeben durch ihren körperlichen Ausdruck; Lachen verrät Heiterkeit, Weinen Trauer, eine bestimmte gespannte Mine Nachdenken, ein schimmerndes Auges Begierde, Erröten Scham, ungelenke Armbewegungen und Stammeln Verlegenheit – und sofort. Wir nennen die Gesamtheit der körperlichen Vorgänge, in denen seelische sich kundgeben, den Ausdruck, und der Ausdruck ist für uns das einzige unmittelbare Bild fremden Seelenlebens. Einfühlung nun ist das elementare Mit- oder Nacherleben fremder Seelenzustände bei der Wahrnehmung von deren Ausdruck. Auch wo dem Ausdruck die Mitteilung zu Hilfe kommt, bleibt jener die entscheidende Macht. Eine schluchzende junge Frau erregt durch ihren Anblick mein starkes Mitgefühl. Schüttelt sie mir ihr Herz aus, daß ihr Gatte Untreue an ihr begangen, so wird das Mitgefühl noch wachsen. Daß aber nicht diese Mitteilung, sondern der sie belebende Ausdruck hierfür bestimmend ist, zeigt die Umkehrung des Exempels: laßt sie mit gleichgültiger Miene jenes Faktum erzählen, und vielleicht Abscheu oder Erstaunen werden in meinem Innern die Reaktion sein, nicht aber der Abglanz ihres eigenen Kummers, den wir »Mitgefühl« nennen. In der Tat, ohne Ausdruck keine Einfühlung! Und die Seelenwissenschaft ist wohl auf der rechten Fährte, wenn sie das Rätsel, wieso denn ein fremder Seelenvorgang einfach durch meine Wahrnehmung in mir selber lebendig werden könne (wenngleich nur angedeutet, wie in leiser Resonanz) –, wenn sie dies Rätsel auf das mehr umspannende Oberrätsel zurückführt, wieso denn der Ausdruck eines Seelenzustandes, indem er wahrgenommen wird, ähnlichen Ausdruck erzeuge? Denn so denkt man sich den noch überaus dunkeln Gang der Dinge: daß der Anblick des Weinens die leise Regung zum Weinen im Mitmenschen und damit das dieser Regung untrennbar verbundene Gefühl der Traurigkeit erwecke. Wie gesagt, im einzelnen hapert die Deutung noch gänzlich. Wir wissen genau eigentlich nur den Tatbestand. Und zum Tatbestande gehört die Erfahrung, daß die Einfühlungsfähigkeit persönlich recht verschieden ist. Es gibt Menschen, die nichts so leicht »rührt«, und es gibt welche, die jede fremde Stimmung »ansteckt«. Da haben wir unseren alten Bekannten! Die Einfühlung ist's, die so gang und gäbe als »Ansteckung« mit seelischen Vorgängen bezeichnet wird. Natürlich, was war es denn anders als Einfühlung ineinander, was die zechende Runde so rasch und stark belebte? die den ohnedies gewisse Ausdruckserscheinungen erregenden Effekt des Alkohols unterstützte und verlängerte?

Der Ausgangspunkt für den Akt der Einfühlung ist anders als der für den Akt der Einredung. A hat einen Seelenzustand, und redet den dem B ein; A hat einen Seelenzustand und in den fühlt sich B ein. Der Träger eines seelischen Erlebnisses also, das übermittelt werden soll, ist Subjekt der Einredung, Objekt der Einfühlung. Das eben gibt, verbunden nun mit der ungeheuer mannigfaltigen Individualisierung der einfühlenden Kraft (die Zugänglichkeit für Gründe ist viel stärker durch »Bildung« u. dgl. nivellierbar und heute faktisch nivelliert) der Einfühlung jenen viel stärker unbestimmten, unberechenbaren Charakter, den wir im Gleichnis vom Bergpfade gegenüber der Chaussee andeuteten. Seelische Zustände können mangels Einfühlung des oder der Mitmenschen, unerwartet an diesem oder diesen Mitmenschen abprallen, aber sie ebenso unerwartet rasch und stark, mittels Einfühlung eben, packen. Immerhin, die Berechnung hat auch hier ihr Operationsfeld gefunden. Auf ein mittleres Maß von Einfühlungskraft ist im Durchschnitt überall zu zählen. Auch hängt die Einfühlung von momentanen Stimmungen ab, die sich ihrerseits vorbereiten lassen. (Werden sogleich sehen, wie! – durch Eingebung nämlich.) Und so spekuliert wiederum die Demagogie allenthalben auf die Einfühlung, wo die Einredung nicht zureichen oder zu langsam ihre Arbeit tun würde; und die Verschwägerten der Demagogie mit ihr. Es gibt Pastoren, die nach Bedarf zu weinen wissen, damit auch die anderen weinen; ich kannte einen Professor, der seinen höchst schwachen Witzen durch homerisches, fortreißendes eigenes Lachen eine dankbare Hörerschaft sicherte; und die Grimasse der Leidenschaft, die Harden einmal an Bebel verspottet hat, was ist sie anderes als die Spekulation auf die Einfühlung der Masse in diese Leidenschaft? Hat irgendein Zufall, hat planmäßige Erregung, hat Alkohol die Einfühlungsmöglichkeit in bestimmte Seelenstimmungen erleichtert (»gebahnt«, wie ein modisches Wort es nennt), so kann Einer Tausende zum Unglaublichsten und Unerhörtesten mit sich reißen. Es wird, wenn unsere Betrachtung sich zu den Epidemien zurückwendet, mehr davon zu handeln sein.

Noch wäre über die Kategorien seelischer Vorgänge, mit denen dort die Einredung, hier die Einfühlung vorzugsweise wirtschaftet, ein Wort anzumerken. Einreden lassen sich, streng genommen, nur »intellektuelle« Vorgänge, und einfühlen, streng genommen, nur Gemütsbewegung. Wenn bei einem Disput zwischen A. und B. die Gründe des A. nicht bloß zum Verstand, sondern auch zum Gemüt des B. sprechen, so heißt es lediglich, daß B. sich »überzeugt«, ein gewisser Gemütszustand werde zufriedenstellender als ein anderer sein. Das Einreden an sich vermag also nur die *Überzeugung* von einer künftigen Gemütsverfassung, die Vorstellung dieser Verfassung – also etwas durchaus »Intellektuelles« zu erwecken; keineswegs die Verfassung selber. Auf dem Umwege über Vorstellungen, Begriffe, Erinnerungen, Urteile kann die Einredung auch Gefühlsvorgänge, Erlebnisse des Gemüts, beeinflussen.

Und gerade umgekehrt steht es mit der Einfühlung. Aller »Ausdruck« verrät immer nur Gefühle und Affekte. Die intellektuelle Grundlage dieser Gemütserregungen, der Eindruck, der Gedanke, die Schlußfolgerung, das Phantasiebild, worüber einer lachen, weinen, die Faust ballen muß, kann jeweils ganz verschieden sein; es findet im Ausdruck keine besondere Spiegelung. Wir erfahren es erst durch Mitteilung, oder erraten es durch Kombinationen, aber wie oft rät da selbst der Menschenkenner falsch! Nur auf dem Umwege über die Gemütsverfassung reicht der Einfühlungsvorgang schließlich auch in die iuntellektuellen Anlässe dieser Verfassung hinein. Der Einredung wie der Einfühlung ist so für den Dienst der Übertragung seelischer Erlebnisse jeder ihr gesondertes Ressort zugewiesen.

Hierüber gerade erhebt sich die *Eingebung* mit ihrer universalen Kraft.

Unter dem modischen Fremdtitel der Suggestion ist die Eingebung den Gebildeten wohlbekannt. Desto dunkler blieb auch den Gelehrten, wie ihr Wirken zu deuten sei. Der Tatbestand präsentiert sich ja so: Verwirklichung irgend eines seelischen Erlebnisses durch die Erweckung der bloßen Vorstellung von diesem Erlebnis. Das heißt: Eingebung, Suggestion. Ich trete in ein Café, gehe auf einen fremden Herrn, der in die Zeitung vertieft ist, zu und schreie ihn plötzlich an: Machen Sie mir Platz! Der Mann springt auf – und erst in der nächsten Sekunde regt sich sein Unwille. Ich habe ihm das Aufspringen eingegeben. Ich reiche einem in Hypnose schlummernden Menschen eine Kartoffel mit der Vorspiegelung, es sei ein Pfirsich: und er verzehrt sie mit dem höchsten Wohlbehagen. Hier wurde eine Illusion, ein Komplex von Sinnesempfindungen eingegeben. Die Pointe ist allemal die, daß das seelische Erlebnis, welches sich vollzieht, nach den normalen Verhältnissen sinnwidrig erscheint – oder mindestens maßwidrig; d. h., es ist nicht zu verstehen, daß dies und das geschieht, oder daß es in dieser Stärke geschieht. Trete ich in ein überfülltes Café und spreche höflich zu einem Herrn, der ein kleines Nischensofa innehat, er könne vielleicht noch etwas zurücken usw. usw., sehe ich noch dazu recht abgespannt aus, so ist es Einredung und Einfühlung, was den Mann zum Platzmachen veranlaßt. Daß er aber aufspringt, wenn ich ihm diesen Befehl zuschreie, ist »unmotiviert«. Es wäre das nicht, wenn z. B. in eine Kantine, wo Soldaten sitzen, ein fremder Gefreiter mit jenem Rufe tritt: denn dann handelt es sich nur um die Verquickung einer wirklichen Gewohnheit (Aufspringen beim Eintritt eines Vorgesetzten) mit einer Verkennung (des Gefreiten, der für einen Vorgesetzten gehalten wurde, weil die Zeit zur Orientierung zu kurz war). Es liegt mithin das Wesentliche der Eingebung gerade in der Unbegreiflichkeit der Wirkung, die sie erzielt.

Unbegreiflichkeit –

Für uns moderne Menschen nämlich, deren ganzes Seelenleben begrifflich, immer hübsch nach Grund und Folge organisiert, von »Motivierung« durchtränkt ist. Die Eingebungsvorgänge sind aber durchaus die Regel, durchaus das Gewöhnliche in der einfacheren, naiven, primitiven Psyche, wie heute noch das Weib sie zeitlebens, wie der Knabe sie bis zur Geschlechtsreife, wie der Ungebildete, der Bauer, Kleinbürger, Arbeiter, wie die Völker der Halbkultur und Unkultur sie heute, wie die Kulturvölker sie in ihren früheren Zeitläuften verkörpern. *Der männliche Erwachsene, gebildete Westeuropäer: das ist der Mensch, dem die Eingebung ein schwer begreiflicher Vorgang geworden ist.* Für alle minder komplizierten Seelen ist die Eingebung einfach ein Stück (und je naiver die Seele, ein desto gewaltigeres Stück) seelischer Kausalität: die bloße Vorstellung einer Sache ist der Anfang ihrer Verwirklichung. Mag diese Vorstellung erregt sein von außen oder innen, durch Zuruf, Zuspruch, Anblick, Lektüre, Phantasie, Erinnerung (»Suggestion« und »Autosuggestion« hackt die Mode von gestern auseinander, und jene wieder in »Verbalsuggestion« und »Realsuggestion«), das ist ganz gleich. Vorgänge, die durch die bloße Vorstellung von ihnen wirklich eintreten, ob es Halluzinationen, Illusionen, Stimmungen, Affekte, Entschlüsse, Taten sind – gehören in die Kategorie der Eingebung. Und wo die Motivierung anhebt, dort hört das Reich der Eingebung auf.

Von der *Eingebung* ist die *Einbildung* nur ein Stück, und es ist schwer zu bestimmen, ein wie großes: wer Lust hat, kann alle Eingebung ebenso gut Einbildung heißen. Im Sprachgebrauch erscheinen alle jene Eingebungen als Einbildungen, die nicht von einem Mitmenschen, sondern vom Menschen selber erzeugt werden, die »Autosuggestionen« der gelehrt klingenden Sprache also. Sagt Einer zu mir: Sie werden ja feuerrot! und ich werde es nun wirklich, so liegt eine Eingebung vor; schießt aber bei einer Begegnung, bei der mir viel darauf ankommt, recht unbefangen zu erscheinen, plötzlich die Vorstellung durch mein Inneres: wirst du da auch nicht etwa rot? und ich werde es nun, so habe ich mir das Erröten eingebildet. Darüber hinaus nennt freilich die Alltagssprache eine Einbildung jede Vorstellung, die nicht oder schlecht motiviert auftritt. Ich bilde mir ein, von Fräulein Helene vernachlässigt zu werden, ich bilde mir ein, ein bedeutendes Buch geschrieben zu haben, ich bilde mir ein, keinen Wein zu vertragen. Es ist nicht so, heißt das, oder es ist doch verdammt zweifelhaft, aber ich glaube, das es so sei, und über die Motive dieses Glaubens vermag ich mir selber keine rechte oder doch keine den Andern einleuchtende Rechenschaft zu geben. Trotz einiger Verschwimmung überschreitet also auch hier die Sprache nicht den Kreis der früher erwähnten Merkmale: in jeder Einbildung steckt ein Stückchen Sinnwidriges oder doch Maßwidriges.

Soweit unser Seelenleben vorwiegend in Eingebungen und Einbildungen tätig ist, nennen wir es Phantasie. In der Phantasie werden die seelischen Erlebnisse nicht nach ihrem Sinn und nach rechten Maßabstufungen verknüpft, sondern nach viel naiveren Gemeinsamkeiten: Gefühlswert, Lebhaftigkeit, oberflächliche Ähnlichkeit – wie der begrifflich erzogene Mensch meint, »zufälligen« Merkmalen. In der Phantasie besteht die Tendenz, etwas durchs Vorstellen auch zu verwirklichen. Dem Menschen, der eine kräftige Phantasie hat, schwellen Einfälle zu halluzinatorischer Kraft an, wird ein Schmerz, den er haben zu können meint, wirklich gehabt, drängt sich eine Tat auf, die bloß gedacht wurde. Man wird gegen das Letzte erinnern, daß es den Phantasiemenschen an Tatkraft auffällig oft mangele. Gewiß ist das richtig, aber es hängt gerade damit zusammen, daß die Vorstellung eines Geschehens dessen sofortige Verwirklichung verlangt, die ja faktisch meist unmöglich ist; so wird sie denn bloß »gespielt«. Es sind die Phantasiemenschen, die Gespräche laut für sich führen, Posen im einsamen Kämmerlein tragieren u. dgl. m. Sie sind es denn auch (wovon noch zu reden sein wird), die den »hysterischen« Veränderungen am ehesten anheimfallen.

Ob dabei die Eingebung oder die Einbildung im Vordergrund steht, das hängt von der persönlichen Anlage, hängt ebenso von der Gelegenheit, der Situation, der Umwelt ab. Namentlich sind Gelegenheit, Situation, Umwelt der frühen Jugend oft ausschlaggebend, ob Einer oder Eine mehr zum Opfer der Eingebung, zum Spielball fremder, mitmenschlicher Beeinflussung wird, oder aber ein stilles Wasser, das eine zweite Welt im eigenen Innersten sich selber schafft. Beide Male, das ist ja begreiflich, ist eine kräftige Schwinge für die Übertragung seelischer Erlebnisse gegeben, mögen es Vorstellungen oder Gedanken, Gefühle oder Entschlüsse sein, die in der einen Psyche lebendig, von der anderen nacherlebt werden, einfach weil sie ihr mitgeteilt werden.

Ist aber die Grenze zur Einredung, zur Einfühlung scharf? Keineswegs; diese so wenig, wie irgendeine. Wenn ich einem Menschen sage: ich meine, Sie hätten eigentlich Anlaß, trübe ins Leben zu blicken – und ihm kommen (ohne daß jener Anlaß da ist) die Tränen, so habe ich ihm selbstverständlich die trübselige Verstimmung eingegeben. Wenn

ich dasselbe auf die Art erreiche, dass ich eine eigene Enttäuschung er-
wähne und seufzend hinzusetze: das ganze Leben ist eine Kette von
Enttäuschungen – so spricht natürlich die Einfühlung des anderen in
meinen Gemütszustand mit. Was aber liegt vor, wenn ich Tränen mit
dem Satze provoziere: Sie haben doch eine recht düstere Kindheit gehabt –? Eingebung der Vorstellung des einstigen Gemütszustandes,
nämlich der Erinnerung daran, oder Anstoß zur Einfühlung in diesen
früheren Gemütszustand? Ich wähle das erste, denn der Begriff der
Einfühlung müsste in Dunst zerfließen, wollte man ihn auch für das
Wiedererleben oder Vorerleben eigener (vergangener oder erwarte-
ter) Gemütsverfassungen verwerten. Menschen, die in Stimmungen
schwelgen, vermögen das immer nur mittels der phantastischen Wie-
derbelebung früherer oder der phantastischen Ausmalung kommen-
der Ereignisse; es sind Menschen von starker Einbildungskraft. Dennoch, da ihre Einbildungskraft am meisten die Gefühlsmächte belebt
(die Vorstellung selber kann recht verschwommen bleiben), so handelt
es sich meistens auch um Naturen von lebhafter Einfühlungskraft. Man
sieht, hier geraten wir mit den Einteilungen ins Gedränge. Und von der
Eingebung zur Einredung führen lauter Übergänge. Für unsere Einbildungen konstruieren wir uns oft nicht eine Art Rechtfertigung, wir reden uns das Eingebildete nachträglich ein, und können uns Einbildungen auch ausreden lassen; desto besser, je näher sie selber der Einredung stehen. Bei der Hypnose, diesem klassischen Operationsfelde der
Eingebung, benutzen wir doch reichlich die reine Einredung, und alle
Stufen, die zwischen Eingebung und ein Einredung nur denkbar sind.
Bleibt (überhaupt) eine einmalige Eingebung ohne Wirkung, so gibt es
zwei Wege, dennoch zum Ziele zu kommen: beständige Wiederholung
der Eingebung – dabei wird der Weg des Eingebens streng innegehal-
ten – oder Hinzumischung von allerlei Einredungen. Es zeigt sich auch
hier, daß unsere Grenzen eben *unsere* Grenzen sind. Das Seelenleben
kennt Sprünge so wenig wie die Natur, es bleiben immer Übergänge,

die in keine Formel sich fügen wollen. Trotzdem sind, wie in der Naturwissenschaft, so auch in der Seelenwissenschaft, die Grenzlegungen berechtigt, und mehr als das, notwendig. Ohne sie wäre in die Mannigfaltigkeit des der Erfahrung Gegebenen keine Ordnung und Übersicht zu bringen. Ordnung und Übersicht aber sind der Wissenschaft mindestens als Voraussetzung für alle weitere Arbeit unentbehrlich, wenn man nicht gar (wie manche modernen Forscher tun) in Ordnung und Übersicht die Arbeit der Wissenschaft erschöpft sein lassen will .

Und so legen wir mit beruhigtem Gewissen auch unsere Einteilung den ferneren Betrachtungen zugrunde. Um sie nochmals der Erinnerung lebendig zu machen: dem Mit- und Nacherleben seelischer Vorgänge der Person A. in der Person B. bieten sich drei Wege der Übermittlung von A. zu B. Sie heißen Einredung, Einfühlung und Eingebung (samt Einbildung).

Wonach sich unsere Hauptfrage wieder meldet. Nämlich: welchen oder welche dieser drei Wege überhaupt und jeweilen die geistigen Epidemien gewandelt sind? welchen Anteil Einredung, Einfühlung und Eingebung an der Ausbreitung krankhafter seelischer Veränderungen von einer Psyche auf andere gehabt haben?

SCHON mehrmals haben neuere Untersucher dieser Frage eine Antwort gesucht. Da sie sich die verschiedenen Wege der Übermittlung seelischer Erlebnisse offenbar nicht deutlich gemacht haben, so ist ihre Antwort meist einseitig ausgefallen; und da die Eingebung Gegenstand modischer Interessen ist, so ist sie einseitig für die seelische Übertragung verantwortlich gemacht worden. Alle seelische »Ansteckung« immer nur Eingebung, Suggestion: diese Meinung zieht sich durch dickleibige gelehrte Bücher, durch die Feuilletons unserer Zeitungsspalten, durch die Voträge auf Kongressen. Auf der jüngsten Tagung der deutschen Naturforscher und Ärzte wurde ein recht interessantes Material über geistige Epidemien, insbesondere die Besessenheit, ohne Unterschied in die Allerwelts-Emballage »Suggestion« verpackt. Stoll heißt der Mann und lebt in Zürich, der mit dem größten Aufwand von Wissen und Scharfsinn diese Monopolrolle der Suggestion im Gemeinschaftsleben plausibel zu machen sich bemüht hat. Sein Buch ist, als Fundgrube und Exerzitium, und mit der nötigen Skepsis gelesen, immerhin der Teilnahme auch des Gebildeten, nicht bloß des Gelehrten wert.

Doch auch der entgegengesetzte Fehler ist begangen worden: die Arten der seelischen Übermittlung wurden nicht auseinandergehalten. Sie wurden in eins vermengt (wie im anderen Falle durch eins verdrängt). Wer irgend einmal mit der berüchtigten »Soziologie« zusammengestoßen ist, der kennt den Versuch eines Belgiers, Gabriel Tarde, alles Gemeinschaftsleben aus der *Nachahmung* herzuleiten. Der Fehler dieser Rechnung liegt an der Oberfläche. Nachahmung – das würde eben für eine allerroheste Klassifizierung ausreichen. Denn Nachahmung besagt doch weiter nichts, als das Handlungen, Stellungen, Haltungen, Mienen von einem Individuum B. vollzogen, erlernt, angenommen werden, *nachdem* dieses Individuum B. sie an einem Individuum A. wahrgenommen hat. Über den seelischen Grund dieser »Nachahmung« aber lehrt der Begriff Nachahmung noch gar nichts. Und es ist in Wahrheit gar nicht *ein* Grund, es sind viele. Bald der, bald der. Der Begriff der Nachahmung würde also, um sozialpsychologisch fruchtbar gemacht zu werden, erst selber einer durchgreifenden Zerlegung bedürfen. An sich erhebt er sich nicht über den gröbsten Klassifikationswert.

Nebenbei bemerkt, fügte das Bestreben, alle Möglichkeiten der sozialpsychischen Übermittlung auf *einen* erklärenden Generalnenner zu bringen, dem Interesse an der Bearbeitung dieser Dinge den bedauerlichsten Schaden zu. Wenn der Redner auf der Naturforscherversammlung es beklagte, daß die Naturforscher und Ärzte den Problemen der seelischen Epidemien recht wenig Beachtung und Bemühung entgegenbrächten, so hätte man ihm entgegnen können: seine eigene *Deutung* war auch nur dazu angetan, das an seinem *Stoff* lebendig gewordene Interesse wieder einschlummern zulassen. Der unbefangene Zuhörer sagt sich: die Geschichten sind ja recht amüsant und fesselnd, aber die Erklärung ist schrecklich langweilig; und schließlich, wenn immer und immer wieder weiter nichts als »Suggestion« vorliegt, so sind wir ja eigentlich schon mit der Sache fertig, und es ist nicht einzusehen, warum wir uns ihrer so besonders annehmen sollten. In der Tat, der Unbefangene hat (hier wie immer) recht! Hat man den Schlüssel zu all den Türen und Pforten völkerpsychologischen und völkerpathologischen Geschehens schon in der Hand, den Schlüssel Suggestion nämlich, so mag nun das Detail dieser Dinge den Historiker angehen, der seine Wirkungen in dem besonderen Zusammenhange, indem sie sich jeweils entfalteten, untersucht – nicht aber den Psychologen und Psychopathologen, die beide der allgemeinen Gesetzmäßigkeit jenes Geschehens nachspüren. Treffend sagt der Altmeister der heutigen Seelenwissenschaft, Wilhelm Wundt, über den Versuch Stolls (dessen rühmenswerten Seiten er gern anerkennt): » . . . Von der psychologischen Natur der Erscheinungen gewinnt man absolut keine Vorstellung. Vielmehr verführt diese unterschiedslose Subsumtion unter die bekannten Begriffe der Fremdsuggestion, der Autosuggestion, der Massensuggestion usw. unvermeidlich dazu, die heterogensten Dinge zusammenzustellen. Die schlauen Betrügereien indischer Fakire und den das ganze Leben beherrschenden Zauberglauben primitiver Naturvölker deckt hier der gleiche Begriff, der eben in Wahrheit kein Begriff, sondern ein bloßes Wort ist.« Ein bloßes Wort und kein Begriff; nämlich, wenn man ihn so verwendet, wie es bisher in den völkerpathologischen Anläufen in der Regel geschehen ist. Jene Kritik gehört einer umfasssenderen Besprechung der mythologischen Theorien an, die

der greise Forscher im jüngst veröffentlichten dritten Bande seiner
»Völkerpsychologie« an den Eingang des dritten Kapitels gestellt hat.
Ich weiß mich eins mit dem Standpunkte, der in den wiedergegebenen
Zeilen seinen Ausdruck findet; aber ich darf meine eigene Stellung keineswegs als Ergebnis einer bloßen und blinden Nachfolge des Meisters
gelten lassen, wie eine beliebte Kritik (mangels eigener Information)
in solchen Fällen es mit Vorliebe darzustellen pflegt. Ich habe seit Jahren wider die gedankenlose Verwertung des Suggestionsbegriffes geei-
fert, und die ungeheuren Schwierigkeiten, die sich ergeben, sobald
man diesem Begriffsnebel analytisch näher zu rücken sich anschickt,
habe ich auf fast einem halben Hundert Seiten im vierten Kapitel meiner »Grundlinien einer Psychologie der Hysterie« (das die Überschrift
»Suggestion und psychische Kausalität« trägt) zu skizzieren versucht.
Es ist einer der sehr wenigen Anläufe zu einer psychologischen *Zerglie-
derung* der Suggestionsvorgänge gewesen, und es konnte mich keinen
Augenblick wundern, daß meine Bemühung denen, die so außerordentlich bequem mit dem Passepartout der Suggestion alle möglichen
Problemschlösser öffnen, erstaunlich genug vorgekommen ist, und
daß sie für die »Gründlichkeit« solche Analysen in ihrer Mehrzahl nur
ein überlegenes Lächeln haben. An ihrer dogmatisierten Überzeugung
wird auch die Wundtsche Kritik kaum zu rütteln vermögen. Nur fortschreitende unermüdliche Arbeit kann nach Jahr und Tag die Unzulänglichkeit jenes Hauptschlüssels dartun und den Verzicht auf seine
Handhabung im früheren Schlendrian durchsetzen; Arbeit, die vor allem auch die Vertreter der geisteswissenschaftlichen Forschung für
diese Probleme zu interessieren weiß – denn ihnen ist unbefangene
Analyse des Seelischen ältere Gewohnheit, und das Modewort Suggestion minder imponierend, als den Opfern des nichts als medizinischen
Denkens, das in einer überstürzten Entwicklung aus dem Schaum der
Mystik in den Schlamm der Kasuistik gerissen ward und noch immer
vergeblich festen Boden unter den Füßen zu gewinnen trachtet ...

Genug des Zankes! Zurück zur Sache! Auch dem mißtrauischen, gegen alle Argumentation pro domo nicht mit Unrecht misstrauischen Leser leuchtet es ja ein, daß wir weder auf die Suggestion noch auf die Nachahmung retirieren können, nachdem wir uns drei große Kategorien von Möglichkeiten seelischer Übermittlung, die Einredung, Einfühlung und Eingebung-Einbildung, auseinandergelegt haben. Wir halten uns an sie und wiederholen die Frage, in welchen Anteilen sie in der Entstehung seelischer Epidemien wirksam gewesen seien?

Das ist selbstverständlich nur am empirischen Material festzustellen. Dieses Material aber ist unübersehbar. Es umspannt alle Zeiten und alle Völker. Selbst ein grundlegendes Werk müßte sich mit einer kleinen Auswahl zufrieden geben. Eine essayistische Skizze gar kann überhaupt nur diese oder jene Stichprobe entnehmen. Dafür aber bedarf sie eines Prinzips der Auslese. Und dieses Prinzip müssen wir selbstverständlich außerhalb jener drei Kategorien suchen. Das heißt, wir können nicht etwa die geistigen Epidemien einteilen in solche, die durch Einredung, solche, die durch Einfühlung, und solche, die durch Eingebung sich entwickelt haben. Denn noch vor der Frage, ob diese drei Ansteckungsweisen getrennt oder verbunden und in welchem Verhältnis verbunden sie seelische Epidemien entstehen und wachsen lassen, steht die andere, ob sie überhaupt alle drei in der geistigen Epidemik, in der Übertragung krankhafter seelischer Veränderungen, eine Rolle spielen? Wir haben sie ja doch nur als Arten der seelischen Übertragung schlechthin kennengelernt! Das aber wird wohl seinerseits abhängig sein von den zwei Endpunkten, zwischen denen die drei die Wege bezeichnen: von der Beschaffenheit der krankhaft veränderten Psyche A und der Beschaffenheit der von krankhafter Veränderung mitgegriffenen Psyche B. Es kommt auf den Träger und auf das Opfer der seelischen Ansteckung an, ob die Ansteckung selber durch Einredung, Einfühlung oder Eingebung erfolgt. Welche seelischen Erkrankungen sind überhaupt, und wie sind sie vom Einen zum Andern übertragbar? Und: welche seelischen Artungen sind überhaupt für seelisches Miterkranken empfänglich, für welche Erkrankungen, mittels welcher Übertragung?

Das sind die beiden Probleme, die unsere Frage nach dem Anteil von Einredung, Einfühlung und Eingebung in der Entstehung seelischer Epidemien ausmündet: die Probleme vom *Herd* und von den *Opfern* der seelischen Epidemie.

DAS PROBLEM des Herdes .. Welche seelischen Erkrankungen können den Herd für eine Ausbreitung auf andere Seelen bilden? Antwort: *alle*. Ein sehr einfaches Problem, dieses Problem des Herdes, wird der Leser vergnügt sagen. Nur wird sich erweisen, daß zwischen Herd und Herd ein Unterschied ist. Zunächst freilich schulde ich dem Leser, dem psychologische Fachkunde abgeht, einen Überblick über die »alle« – über die Geisteskrankheiten, die der Irrenheilkunde von heute bekannt sind. Wir werden gelegentlich von einzelnen reden müssen, aber wie könnten wir das, ohne daß sie uns wenigstens flüchtig vorgestellt wären? Eine angenehme Bekanntschaft ist's ja nicht, die uns da winkt, aber eine nützliche – und nicht immer lässt sich das Angenehme dem Nützlichen verbinden. Goethe mochte nicht gern ein Irrenhaus betreten, er hatte an den Narren genug, die draußen umherlaufen; uns entbindet solche Ausrede nicht, und es tröstet uns, stärkere Nerven als Goethe zu haben ...

Je nachdem hier eine Geisteskrankheit – eine Psychose – aus äußeren Ursachen herleiten können oder nicht, gruppieren wir das ganze Gebiet in exogene und endogene Krankheiten. Der Typus jener sind etwa die Psychosen, die der unmäßige Alkoholgenuß erzeugt. Wir haben da (abgesehen von der akuten Alkoholvergiftung, dem Rausch, den wir schon betrachtet haben) erstens eine einfache fortschreitende Versimpelung und Verrohung, einen seelischen Verfall, den einfachen chronischen Alkoholismus: das häufigste Bild. Dann aber, auf dessen Boden, nicht weniger als vier verschiedene Psychosen: einen akut ausbrechenden Erregungszustand mit Angst und Halluzinationen, Schlaflosigkeit und Zittern, der nach Tagen zur Heilung kommt, das bekannte Delirium tremens; eine chronische Wahnbildung, den Alkoholwahn; eine auf das Gebiet der ehelichen Beziehungen konzentrierte Wahnbildung, den alkoholischen Eifersuchtswahn; endlich eine mit Erregung delirienhaft einsetzende und dann unter enormer Gedächtnisschwächung und mancherlei anderen Nebensymptomen langsam in tiefe Verblödung ausklingende Krankheit, die Korsakowsche Geistesstörung. Von anderen Giften sind es Morphium und Kokain, die ausgeprägte Psychosen bei chronischem Mißbrauch hervorrufen. Die Syphilis kann unmittelbar geistige Störungen, meist nur vorübergehende oder unbeträchtliche, hervorrufen – viel bedeutungsvoller aber wird sie durch die mittelbare, in Verbindung mit anderen Schädigungen stehende Wirkung, die in ihren Einzelheiten noch dunkel ist, die aber zu der völligen Zerstörung des seelischen Lebens, dem traurigen Bilde der paralytischen Demenz, des Blödsinns mit Lähmung (Gehirnerweichung nennt's der Laie) hinführt. Vorübergehende Seelenstörungen kann jede lumpige Fieberkrankheit machen: jeder kennt die Fieberphantasien, die Fieberdelirien. Aber die schweren fieberhaften Krankheiten ziehen manchmal recht lange dauernde geistige Schwächezustände nach sich. Die völlige körperliche Erschöpfung erzeugt einen Aufregungszustand deliriöser Art, der auch in wochenlange Verwirrtheit umschlagen kann. Die Verhärtung und Verlegung der Blutgefäße im Gehirn, wie sie namentlich im Alter hervortritt, macht die verschiedenen krankhaften Seelenveränderungen, die wir senile nennen: geistige Schwäche, aber auch Aufregungsumstände, Wahnbildungen, endlich Bilder, die der paralytischen, syphilitisch vorbereiteten Demenz ähneln. Hirngeschwülste aller Art lassen das Seelenleben abnorm werden. Die Produktion des Schilddrüsensaftes, im Zuviel oder Zuwenig, zieht das Seelische in Mitleidenschaft: im Zuviel (bei der Basedowkrankheit) durch Aufregung mit allerlei Wahnbildungen, im Zuwenig (bei Schilddrüsenverkümmerung oder -entfernung) durch apathische Verblödung, die wir Myxödem und (in höheren Graden) Kretinismus heißen. Alle möglichen, pflanzlichen, tierischen, unorganischen Gifte, die in den Kreislauf gelangen, stören das Gleichgewicht des seelischen Lebens. Und daß mangelhafte Gehirnbildung von Anbeginn an nur ein gestörtes Seelenleben zuläßt, das wir je nach seinem Verkümmerungsgrade Debilität, Imbezillität oder Idiotie nennen, ist ja bekannt und begreiflich. Unerschöpflich ist somit die Zahl der exogenen Psychosen so groß eben wie die Zahl ihrer nur möglichen Ursachen

Gewaltig schien ehedem auch die Mannigfaltigkeit der endogenen Seelenstörungen zu sein. Unermüdliches Bemühen hat hier aber eine übersichtliche Ordnung geschaffen, die im wesentlichen zwei große Bilder eigentlicher Psychosen hervortreten läßt: das *zirkuläre Irresein* und die *Jugendverblödung*. Jenes stellt im klassischen Typus einen Wechsel von Seelenstörungen dar, deren eine immer gehobene Stimmung, Betätigungsdrang, Gedankenflucht, deren andere deprimierte Stimmung, entsprechende Wahnbildungen und Betätigungshemmung zeigt. Dieser Zirkel von Manie und Depression (oder Melancholie) ist durch kürzere oder längere Pausen völliger seelischer Gesundheit unterbrochen; oft aber werden überhaupt nur Fragmente der Störung sichtbar, indem während des ganzen Lebens nur eine oder zwei Depressionen, oder nur eine Manie etwa hervortritt. Geringfügige Stimmungs- und Betätigungsschwankungen, die sich sonst bemerklich machen, lassen aber in allen diesen fragmentarischen Fällen den Typus der Zirkularität (oder »Cyklothymie«) erkennen. Die Psyche geht aus den Anfällen immer wieder gesund hervor. In den leichtesten Forum, eben als »Cyklothymie«, ist diese krankhafte Seelenveränderung sehr häufig, nur wird der Wechsel in Stimmungen und Schaffenskraft meisten als Laune oder heutzutage als »Neurasthenie« gedeutet. Die Jugendverblödung (Dementia praecox) hingegen umspannt alle seelischen Erkrankungen, die zwischen Geschlechtsreife und Klimakterium, meist in den zwanziger Jahren, unter buntem Wechsel der Erscheinungen – Verstimmung, Stupidität, Wahnbildungen, eigentümliche Posen und Manieren, Sprachverwirrtheit u. dgl. – schließlich nach einem oder mehreren Schüben zu einer verschieden großen Verkümmerung des Seelischen führen, die zwischen dem leichten Gebrochensein der alten Kraft (Menschen, die die in sie gesetzten Hoffnungen auf unerklärliche Weise enttäuschen, zählen vielfach hierher) und tiefster Verblödung liegen kann.

Diesen beiden »großen« Psychosen ohne uns bekannte Ursache schließt sich dann das Heer der psychopathischen und neurotischen Seelenveränderungen, *Psychopathien* und *Neurosen*, an. Zwei heben sich aus ihm als geschlossene Krankheitsbilder heraus: die Epilepsie und die Hysterie, beide dem ungeschulten Auge oft schwer trennbar, und doch zwei ganz verschiedene Welten seelischer Erkrankung bedeutend. Alles übrige aber spottet der ordnenden Gruppierung. Es umfaßt die Millionen, die man so gewöhnlich »nervös« oder »minderwertig« oder »entartet« oder »pervers« oder sonstwie nennt. Die krankhaften Schwindler, die geborenen Verbrecher, die Konträrsexuellen, die Haltlosen, die Angst- und Zwangskranken, die Reizbaren und Weichmütigen, das sind nur so ein paar Typen, die in dem kaleidoskopischen Gewirr der Bilder durch etwas festere Umrisse sich einprägen. Von hier verläuft sich das Pathologische ohne Grenze in den Strom gesunden seelischen Lebens.

Wir schöpfen Atem . . .

Jede dieser hunderterlei Möglichkeiten krankhaft gestörten Seelenlebens soll Ausgangspunkt seelischer Massenerkrankung werden können? Ist es denn vorstellbar?

Doch. Es lässt sich nicht daran rütteln. Jede *kann* geistiger Ansteckungsherd werden. Wieso sie es *kann*, werden wir bald begreifen. Ob jede es schon einmal geworden *ist*, entzieht sich bei der Unmöglichkeit, für einen großen Teil der historisch weit zurückliegenden oder unsicher überlieferten die richtige Diagnose des Herdes zu finden, der Feststellung. Immerhin scheinen gewisse Krankheiten für die Möglichkeit, Herd einer seelischen Epidemie zu werden, andern voranzustehen. Faßt man sie näher ins Auge, so präsentieren sie sich als von zwei Symptomgruppen beherrscht: es sind einmal die gehobenen Stimmungen und Erregungszustände, und dann Sinnestäuschungen und Wahnbildungen, denen die stärkste epidemische Kraft innewohnt. Da nun solche Stimmungen und Erregungen, Sinnestäuschungen und Wahnbildungen gelegentlich in jeder Psychose wiederkehren, so erhellt auch hieraus die durchgängige Fähigkeit der geistigen Störungen, geistige Epidemien zu erregen. Freilich läßt sich schon theoretisch annehmen, daß solche Geistesstörungen, die von einem oder gar von mehreren jener Symptome zugleich *beherrscht* werden, besonders geeignet zur Herdbildung sein müßten. Die Erfahrung bestätigt das vollauf.

Durch die Mächte der Stimmung und der Erregung wirken der Rausch und die Manie, sowie die leichteren Formen des chronischen Alkoholismus (in denen Aufgeräumtheit und Humor vorherrschen), durch Halluzination und Wahn gewisse Formen der Jugendverblödung, eben wegen ihres Reichtums an solchen Bestandteilen paranoide genannt, besonders leicht »ansteckend«; das Zusammensein von Erregung oder Stimmung mit Sinnestäuschung oder Wahn verleiht der Epilepsie und dem Säuferdelirium, der Fieberphantasie, den Erschöpfungspsychosen, über sie alle hinaus aber der Hysterie ihre herdbildende Gewalt. Ich bitte jedoch festzuhalten, daß diese Markierungen keines der übrigen Bilder von der Sphäre der geistigen Epidemien ausschließen. Wir sehen, namentlich in bestimmten orientalischen Massenpsychosen, auch Apathie und Stupor herdbildende Fähigkeit gewinnen; ob freilich dies der Anfang der Epidemie, oder nicht nur eine spätere Verlaufsphase ist, während den Ausgang eine Erregung bildete, muß mangels genügender Einsicht in diese Tatbestände dahingestellt bleiben. Depressive Zustände scheinen jedenfalls nur dann zur Herdbildung zu kommen, wenn sie mit Erregung sich verbinden, dann aber recht kräftig: die melancholische Erregung kennzeichnet ja einen ganzen Litteraten- und litterarischen Konsumentenkreis des vorletzten Jahrhunderts, die Epoche der »Empfindsamkeit«, der Wertherstimmung. Andererseits bleiben so ausgesprochene Wahnbildungen, wie der alkoholistische Wahn, ohne ansteckende Kraft, – vielleicht weil das widerwärtige und verächtliche Bild des späteren Alkoholismus diese Kraft aufhebt. Kurzum, was ergibt sich schließlich? Bei allem unverkennbaren Überwiegen einzelner Krankheiten als *Herde* seelischer Epidemien hängt es schließlich doch von denen *Opfern* ab, ob diese oder jene Psychose epidemische Kraft gewinnt. Sie sind das eigentlich Entscheidende; auch gehobene Stimmung und Erregung, Halluzination und Wahnvorstellung, wirken nicht ansteckend »an sich«, aus sich heraus, sondern je nachdem andere Seelen der Ansteckung durch sie zugänglich sind.

Jede Psychose, jede Psychopathie *kann* Herd einer seelischen Epidemie werden. *Welche* es im einzelnen Falle *wird*, das bestimmt keineswegs die Beschaffenheit des *Herdes*, sondern die der *Ergriffenen*. Ist das Pulver gut, so explodiert es an der Streichholzflamme wie am elektrischen Funken; ist es schlecht, so würde man es vergeblich selbst an einem Scheiterhaufen anzünden wollen. Und wenn dennoch bestimmte seelische Krankheitssymptome öfter als andere einen Herd seelischer Massenerkrankung gebildet haben, so weist diese Auslese nur darauf hin, daß diesen Zuständen (der gehobenen Stimmung und Erregung, der Sinnestäuschung und dem Wahn) zu vielen oder vielleicht zu allen Zeiten eine besondere Empfänglichkeit der übrigen Menschenseelen entgegenkam.

Wollen sehen, welche.

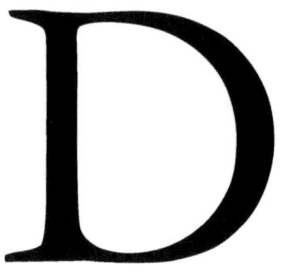AS PROBLEM der Opfer . . . Wie muß die Psyche beschaffen sein, die von der Psychose oder Psychopathie einer andern Psyche mitergriffen wird?

Ich bitte, die Unterfrage vorausschicken zu dürfen: was heißt, von der Psychose oder Psychopathie einer anderen Psyche »mitergriffen« werden – heißt es: In *dieselbe* Seelenkrankheit verfallen, indem man die Äußerungen dieser Seelenkrankheit ansieht, erlebt?

Ein Stück der Antwort enthält schon unsere Gruppierung der Geistesstörungen in exogene und endogene. Die exogenen hatten eine physische Ursache: Zerstörung, Vergiftung, Aufbrauch des Nervengewebes. Es ist ja selbstverständlich, daß Keiner die Psychose, die so verursacht ist, vom Ansehen kriegen kann; dann wäre eben Zerstörung, Vergiftung, Aufbrauch des Nervengewebes nicht die Ursache der Psychose. Alkoholwahn, Myxödem, Paralyse, Fieberdelirium kann mich nur befallen, wenn ich *selber* saufe, *selber* zu wenig Schilddrüsensaft absondere, selber syphilitisch war, selber fiebere. Auf keine andere Weise. Die Ursache muß an mir, in mir, auf mich wirken. Für die exogenen Psychosen kann also Übertragung, Ansteckung, epidemisches Umsichgreifen niemals bedeuten, daß andere von ihnen heimgesucht werden, nur weil sie sie *mit*erleben, mitansehen. Es kann nur bedeuten, daß Andere, die an Einem Äußerungen einer solchen Psychose mit ansehen, überhaupt seelisch erkranken. Woran? Davon später. Im Bereich der körperlichen Epidemien gibt es ein Seitenstück hierzu. Ängstliche Leute kriegen, wenn sie vom Nahen der Cholera hören, leicht Diarrhoe. Es ist dieselbe Diarrhoe, die sie auch befällt, wenn Sie eine Reise, eine Rede, ein Examen vorhaben. Die Cholera ist es nicht; die kann erst mit den Kommabazillen ihren Einzug halten. Trotzdem glaubt Mancher, wenn ein paar Angstmeier das Klosett frequentieren, nun seid die Cholera auch hierorts epidemisch. Die ernsthafte Überlegung nennt das natürlich *nicht* eine Choleraepidemie. Und das ist der Unterschied in der Sachlage hier und dort: die Wissenschaft, oder wir wollen sagen, die ernsthafte Überlegung pflegt auch da von geistiger Epidemie zu reden, wo durch das Miterleben der exogenen Psychose eines Menschen andere Menschen überhaupt in einen seelisch krankhaften Zustand geraten.

Bei den endogenen Psychosen kennen wir die Ursache gar nicht oder nur mangelhaft. Der Laie führt sie mit der älteren Psychopathologie gern auf seelische Erlebnisse zurück. Er meint, Geiz könne zum Benachteiligungwahn, der Schmerz über enttäuschte Liebe zur Melancholie, übermäßige Lustigkeit zur manischen Erregung führen. Die Wissenschaft von heute schüttelt dazu den Kopf. Sie weiß, daß meistens solche Gemütsheimsuchungen nur die in der Anlage des Gehirns längst vorbereitete Psychose auslösen, wie ein Funke die Pulverexplosion; daß der Benachteiligungswahn auch den Verschwender packen, die Depression nach freudiger Erregung einsetzen, manische Ausgelassenheit durchs trübseligste Erlebnis erzeugt werden kann. Natürlich entnimmt die Wahnbildung, die Verstimmung dem früheren Lebenskreise ihr Vorstellungsmaterial – das ist selbstverständlich; fürs Wesen und den Ablauf der Psychose bleibt dies aber ohne Belang. Darum ist ja auch alle Entkräftung durch Argumente, alle Aufheiterung wirkungslos. Kurzum, wir glauben heute bei den eigentlichen Geisteskrankheiten endogener Herkunft nicht an eine seelische Verursachung. Sie sind, gleich den exogenen, physisch verursacht; nur kennen

wir die Ursache nicht. Wir mutmaßen, es handle sich bei der Jugendverblödung um ein Gift, beim zirkulären Irresein um eine minderwer-
tige Gehirnbeschaffenheit (Manche meinen auch dabei, um Stoffwech-
selgifte); aber wir wissen es nicht. Auch der Gebildete, will er an diesen Problemen teilnehmen, muß endlich in diese veränderte Auffassung sich hineindenken lernen. Er muß verstehen lernen, daß die Depression des Zirkulären Symptom einer (heute noch dunklen) Gehirn-
wandlung ist, und daß sie nur vergangene Erlebnisse schwarz färbt,
nicht aber von ihnen verursacht wurde; daß die Kausalkette gerade
umgekehrt läuft, als der Laie sie sich konstruiert. Bei aller Uneinigkeit
der Psychiater über die Details ihrer Wissenschaft: in der Frage der
materiellen Verursachung der endogenen Psychosen bilden sie eine
geschlossene Phalanx.

Wie steht's mit den Psychopathien, den Neurosen?

Hier hebt die Schwierigkeit, hebt mit ihr die Uneinigkeit an. Die Epilepsie zwar, auch wo sie rein seelisch, ohne Krampfanfälle, auftritt,
wird als nur materiell verursacht anerkannt. Alles Weitere steht aber
in Frage. Sexuelle Perversität, Nervosität, Hysterie, um nur die drei am
meisten besprochenen Gruppen herauszuheben: über alle tobt der
Streit, ob sie Folgen von materiellen Veränderungen, gleich der Jugendverblödung und dem zirkulären Irresein, oder ob sie durch seelische Erlebnisse erzeugt seien. Einer sagt etwa: Hysterie entsteht durch
Verdrängung peinlicher erotischer Erlebnisse! Also rein psychisch. Der
Gegner antwortet Unsinn; solche Verdrängung ist schon ein Zeichen,
eine Folge hysterischer Beschaffenheit; Hysterie ist vor ihren Symptomen da. Wer hat recht? Ich meine, dem unbefangenen Blicke liegt die
Sache so. Ein ganz Gesunder verdrängt am Ende gar keine erotischen
Erlebnisse, oder es schadet ihm nichts. Daß Einer verdrängt, oder daß
es ihm schadet, das deutet darauf hin: es ist etwas nicht in Ordnung.
Aber diese Störung kann sehr leicht und ganz unbestimmt sein; kann
etwa nur eine abnorme Bildsamkeit und Biegsamkeit der Psyche sein.

Wird dieser Psyche Verdrängung erotische Erlebnisse geboten, so wird sie hysterisch werden; wenn nicht, dann nicht. Schwere Hysterie mag angeboren, mag unabwendbar sein. Leichte ist ein Ergebnis der Lebenserfahrungen; der »Umwelt«. Und so steht es mit der Mehrzahl der Psychopathien und Neurosen. Meine Gründe für diese Auffassung, die auch die Auffassung mancher andern Kenner der Sache ist? Ich habe zwei, die entscheidend sind. Erstens: in diesen leichteren Psychopathien feiert die seelische Behandlung ihre Triumphe – sie, die an den endogenen Psychosen wirkungslos abprallt. Leichte Hysterie, leichte Perversion, leichte Haltlosigkeit und wie sie alle heißen: sie sind fast immer durch planmäßige Erziehung oder Psychotherapie, oft in überraschend kurzer Zeit, zu beseitigen. Probiert's doch bei den exogenen und den großen endogenen Geisteskrankheiten! Zweitens: das Auftreten der Psychopathien und Neurosen als Massenkrankheit, zu bestimmten Zeiten und in bestimmten Schichten, bleibt schlechterdings ein unlösbares Rätsel, wenn wir eine bloß materielle Vereinfachung annehmen. Da sind wir also an *unserm* Problem! Und es wird noch mehr davon zu reden sein.

Also für die Psychopathien liegt jedenfalls im Bereiche des Diskutablen, was für die Betrachtung der Psychosen ausscheidet: Die Möglichkeit, durch seelische Ursachen erregt zu werden – und damit nun die Möglichkeit echter Übertragung, echter Ansteckung, d. h. des Aufflammens in einer zweiten Psyche, die dieselbe Psychopathie in einer ersten Psyche sich abspielen sieht. Hier darf man wirklich sagen: Es sei möglich, daß die seelische Erkrankung von ihrem Herd aus auf so und soviel Opfer *sich* verbreite. Bei den exogenen und endogenen Psychosen dürfte es nur heißen, daß die seelische Erkrankung von ihrem Herd aus in so und soviel Opfern wiederum seelische Erkrankung, aber anders geartete, errege.

Aber welches ist nun die »anders geartete« Erkrankung, die zu erregen allein den Psychosen möglich bleibt? Ist es eine bestimmte Krankheit? Sind es mehrere, die in Frage kommen?

Da es keine exogene oder endogene Psychose sein kann, so muß es wohl immer eine Psychopathie oder Neurose sein. Hat nun jede Psychose, die als Herd auftritt, vielleicht ihre bestimmte Psychopathie, die sie in den Opfern erregt? Nein. Das deuteten wir ja schon an: Es liegt nicht viel am Herd, dessen Diagnose. Der Seelenzustand des Opfers gibt den Ausschlag, welche seelische Erkrankung vom Herd her erregt wird. Und der Herd bestimmt eigentlich nur, wie das *Bild* dieser von ihm erregten seelischen Erkrankung sich gestaltet. Da haben wir die ganze Frage an der Wurzel! Denn jede seelische Krankheit kann in ihrem *Bilde* vorübergehend einer anderen, im *Wesen* von ihr verschiedenen ähneln – bei den körperlichen Krankheiten ist es ja genauso; man denke nur ans Fieber, wievielen Erkrankungen ganz verschiedener Art das gemeinsam ist, so daß die ältere Pathologie es für die Hauptsache hielt, die andern Umstände für nebensächlich, weshalb sie so verschiedene Krankheiten, wie Tuberkulose, Malaria, Typhus, Blinddarmentzündung, als hektisches Fieber, Wechselfieber, Nervenfieber gastrisches Fieber unterschied. Manchmal vermag selbst das geschärfte Auge des Fachmanns aus dem Bilde, das sich ihm bietet, nicht das Wesen zu erkennen, wenn ihm nämlich der frühere Verlauf der Erkrankung unbekannt ist; und weil das bei den seelischen Erkrankungen besonders oft vorkam, konnte eine Zeitlang eine Lehre sich breit machen, die das jeweilige Bild fürs Wesen selber hielt. Diese Richtung hat dreiviertel aller Geistesstörungen in das Schubfach Paranoia – Wahnkrankheit heißt das – zusammengeworfen, weil eben Wahnbildungen und Sinnestäuschungen das häufigste und auffälligste Zeichen seelischer Störung sind; diese Diagnostik stand also ganz auf der Höhe der alten Fiebereinteilung in der körperlichen Pathologie . . . Es kann, das müssen wir festhalten, jede Psychose gelegentlich der andern so ähnlich sehen, daß selbst der Fachmann stutzig und irre wird, der Unkundige sie nun aber gar für gleiche Krankheit hält – und Unkundige haben uns ja die Schilderungen der seelischen Epidemien hinterlassen, Unkundige sind noch die meisten Zuschauer, Unkundige waren früher selbst die Pathologen, die derartigen Erscheinungen ihre Aufmerksamkeit gewidmet haben. Vollends nun die Psychopathien sind, oder gewisse unter ihnen sind so vielgestaltig in ihren Bildern, daß es kaum irgendein Symptom seelischer Störung gibt, das nicht gelegentlich in ihnen zum Vorschein kommen könnte. Sie sind aber nicht bloß vielgestaltig, sie sind auch biegsam, wie ich es nennen möchte, nämlich beeinflußbar von den Erscheinungen der Umgebung, sie schmiegen sich dem Milieu an, ohne doch ihr Wesen darum zu verlieren. Es leuchtet ohne weiteres ein, wie bedeutsam dieser Zug für die Entstehung der geistigen Epidemie ist. Denn damit wird es durchsichtig, wie etwa die Fieberdelirien eines Einzelnen der Ausgangspunkt für seelische Miterkrankung deliriösen Anscheins (ohne daß natürlich Fieberdelirien entstünden: die Andern fiebern ja gar nicht!) werden können, bei einem Häuflein psychopathischer Menschen werden können, in dem der eine diese, der andere jene Psychopathie an sich trägt. *Es gibt schließlich ein einheitliches »Bild«, und doch bleiben es ein halb Dutzend wesensverschiedener seelischer Erkrankungen.* Das einmal zu begreifen und festzuhalten, scheint mir die Vorbedingung für alle ernsthafte und fruchtbare Befassung mit dem Rätsel der seelischen Epidemien zu sein.

WIE GESTALTET sich aber der faktische Aufbau einer seelischen Epidemie? Welche wirklichen Strukturformen treten unter den Strukturmöglichkeiten hervor? Welche Mächte der Übertragung sind unter den dreien, die wir besprochen haben, am häufigsten und nachhaltigsten wirksam? Diese Fragen, die nach der reinen analytischen Arbeit uns an die synthetische Aufgabe, die Rekonstruktion geistiger Epidemien, herandrängen, mögen an dem durchsichtigsten Beispiel, der hypochondrischen Epidemie, ihre erste Antwort finden.

Hypochondrie ist Selbstquälerei mit der Furcht vor Krankheit. Nicht Krankheitseinbildung, wie man oft sagt; das ist nicht korrekt. Die meisten Hypochonder wissen eigentlich, daß sie nicht krank sind, sie kommen aber von der Sorge nicht los, sie könnten es sein oder werden. Diese Peinigung durch Möglichkeiten ist für die hypochondrische Seelenveränderung bezeichnend. Daß schließlich auch ein Stück Einbildung hinzutritt, indem die unablässige Ausmalung von Krankheit deren Symptome zum wirklichen Erleben bringt, ist nicht verwunderlich. Aber diese Einbildung wechselt. Was in den hypochondrischen Erscheinungen Flucht bleibt, ist die Furcht vor Erkrankung, und die ist keineswegs aus der Luft gegriffen, sondern sie knüpft sich an bestimmte Empfindungen, die der ganz normale Mensch nicht hat, oder nicht beachtet. Es sind jene tausend leisen und leisesten Haut- und Organempfindungen, wie Müdigkeit, Haltung, Kleidung, Tätigkeit, Temperatur sie auslösen, die der hypochondrischen Seele zur Anspinnung ihrer Krankheitssorgen Gelegenheit bieten. Vielfach werden diese Dinge vom Hypochonder schon stärker verspürt; er ist sensibler: das deutet auf eine leichte Schwäche des Nervensystems hin. Ferner verspürt er sie unlustig, unbehaglich; weil seine Grundstimmung nicht heiter oder gleichmütig, sondern mißmutig, bedrückt, unruhig ist – in solcher

Stimmung werden auch dem Gesunden, kommt er einmal zufällig hinein, jene Sensationen lästig. Diese Grundstimmung umspannt auch eine graue Ausmalung des Lebens, Sorge ums Kommende, Sinken des Selbstvertrauens, unbestimmte Ängstlichkeit, Ermattungsgefühl; auch der Gesunde verfällt, wenn schlechte Stimmung ihn heimsucht, in solche Grillen. Nun hätten wir schon: körperliche Empfindungen dieser oder jener Art, immer wieder sich vordrängend, mit Mißbehagen beachtet, und in Zukunftssorgen hinein verarbeitet – das genügt schon zum leisen Aufdämmern der Erkrankungsfurcht. Jetzt braucht nur noch die Beschäftigung mit Krankheitsvorstellungen (die an sich schon in solcher Situation unvermeidlich ist) durch Lektüre, Unterhaltung, Aufklärung, Anblick von Kranken od. dgl. bestimmte Umrisse zu empfangen, und das Bild der Hypochondrie ist fertig. Denn derartige Eindrücke haften im Hypochonder viel stärker als im Gesunden, eben weil die ganze Stimmung auf sie hin sich zuspitzt, er wird sie so bald nicht wieder los. Überblicken wir alles noch einmal, enthüllt sich uns das Ganze Zug um Zug als Ausfluß einfacher Nervenschwächung. In der Tat, die »Neurasthenie« ist der Boden der Hypochondrie. Nervenschwäche lässt die Organempfindungen übermäßig hervortreten, läßt sie quälend gefühlt werden, läßt düstere Grundstimmung vorwalten und zufällige Eindrücke stärker als nötig haften: der Aufbau des hypochondrischen Bildes ergibt sich demnach schon von selber.

Nervenschwäche nun ist heute ein leider ja äußerst verbreiteter Zustand der Menschen, weil die durch Alkohol, Tuberkulose, Syphilis und künstliche Säuglingsernährung an sich schon geschwächten Generationen dem überstürzten Hereinbruch unseres Zeitalters mit seiner Unrast und seinen tausend kleinen aufreibenden Plackereien nicht gewachsen sein konnten. Darum wimmelt's denn auch von Hypochondern, und die früher nie so gekannte hygienische Belehrung, die jeden Menschen zum Halbdoktor macht, tut das ihrige, um der Ausmalung von Krankheitsmöglichkeiten eine reiche Palette zu liefern. Die Nervenschwäche nun, als Ergebnis der neuen Lebensbedingungen, ist notwendig dem veränderten Seelenzustand der Menschen, den diese selben Lebensbedingungen auch in den Gesunden erweckt haben, verwandt. Unser ganzes Leben ist so geartet, dass wir sensibler, im Stimmungsleben labiler, im allgemeinen unruhiger geworden sind, wir alle, die wir dieses Leben ja doch selbsttätig mitleben, mitmachen müssen; man redet vom »nervösen« Zeitalter und denkt dabei nicht immer ans Pathologische, sondern an den durchschnittlichen Zeitgeist überhaupt. Darum aber bewegen sich auch die leidlich gesund Gebliebenen immer nahe am Abhange der Neurasthenie. Kleinigkeiten oft reichen hin, um sie hinunterzustoßen: eine Enttäuschung, eine Überarbeitung, eine körperliche Erkrankung. Das kommt dann der Hypochondrie mit zugute, die ja eben nur ein Zeichen der Nervenschwäche und oftmals ihr erstes sichtbares ist. Keiner, auch kein Nervenprotz, ist heute sicher, ob er nicht nächstens mithypochondern wird. Tausende laufen mit einer Art fragmentarischer Hypochondrie herum. *Lauter prächtiges Material für eine hypochondrische Epidemie!* Morgen hält dann der Naturapostel Lehmann, oder auch der ordentliche Professor Müller einen populär-medizinischen Vortrag. Und zu seinen Füßen sitzen sie, die fertigen Hypochonder, die halbfertigen und die unfertigen. Und übermorgen erleben wir eine kleine hypochondrische Epidemie. Deren Herd: der Redner. Deren Opfer: die halbfertigen und unfertigen. Die Schwingen der Ansteckung: eben jene Bilder, die der Redner entworfen hat, und die nun von den geeichten Hypochondern ins feinste hinein retuschiert worden sind. In Sanatorien, in Bädern, in den Altherrenriegen der Turnvereine sind solche hypochondrischen Epidemien gar keine Seltenheit. Wie viele Leser hat nicht Christian Buddenbrook, der doch nur auf dem Papier lebt, verseucht! Mein Lehrer Oppenheim sah nach einem Artikel über Arterienverkalkung, der in einer großen Zeitung stand, eine ganze Serie von Leuten bei sich um Rat anklopfen – sie studierten alle seit jener Lektüre mit wachsender Angst die Schlängelung ihrer Schläfenader. Der Herd ist hier nicht einmal die seelische Erkrankung selber, sondern nur Rede oder Schrift, in der aber ein Zug der fraglichen seelischen Erkrankung, eben die Ausmalung von Krankheitsmöglichkeiten, dominiert. Wir sagten ja früher schon, selbst Simulation von Geistesstörung könne Herd eine Epidemie sein. Wir kommen hier noch weiter. Es reicht die zufällige Übereinstimmung eines wichtigen Charakterzuges hin. Der hygienische Aufklärer malt Krankheiten aus und der hypochondrische auch. Das genügt, Jenen zum Herd für das Aufflackern einer hypochondrischen Epidemie werden zu lassen.

Der Herd also hier eine Erörterung, die aber durch ihre Eigenart dazu angetan ist, die glimmende Glut einer überall lauernden Seelenerkrankung anzufachen. Die Opfer – aus den allerverschiedensten Sphären. Wirkliche Seelenkranke (Hypochonder in diesem Falle); Nervenschwächlinge, deren labiler Zustand durch eine Bagatelle in offene Erkrankung (eben Hypochondrie) umschlagen kann; endlich durchschnittliche Zeitgenossen, die der Zeitgeist für jene krankhaften (nämlich hypochondrischen) Grillen empfänglich macht. Das Material wäre beisammen.

Wie vollzieht sich die Übertragung?

Einredung, Einfühlung, Eingebung – alle drei haben hier reichlich Teil daran. Die Einredung vollzieht sich in der hypochondernden Unterhaltung. Es ist ja bei allem Einreden nur selten so, daß Einer redet und der Andere beredet wird. Meist wird diskutiert, werden Gründe wider Gründe gehalten. Ja, eine beabsichtigte Ausredung kann, mangels überzeugender Argumente, ungewollt zur Einredung werden – indem eben der Zweite bei der Erörterung des Für und Wider der Stärke seiner Position sich immer mehr bewußt wird. Vielleicht möchte man als Exempel hierfür sogleich den aufklärenden Vortrag, der Hypochonder züchtet, anführen. Doch das wäre schief, denn erstens geht dieser Vortrag gar nicht darauf aus, Krankheiten auszureden, und zweitens redet er ebensowenig welche ein. Was er leistet, ist vielmehr wesentlich Eingebung: Eingebung nämlich von Krankheitsvorstellungen, die sich in der Zuhörerpsyche festsetzen, desto sicherer, je farbiger und plastischer sie dargeboten wurden, am stärksten etwa bei der Erläuterung an Bildern oder Präparaten. Den Eingebungscharakter erweist am trefflichsten die Absurdität, mit der solche Vorstellungen zur Verarbeitung kommen können. Sie sind eben einfach da, wirken mit elementarer Gewalt und trotzen häufig aller Ausredung. Selber werden sie freilich oft in ein Netz von Einredung eingesponnen, mit allerlei dilettantischen Argumenten gestützt; aber der Seelenkundige sieht meist leicht, daß es lediglich die Kraft der Vorstellung ist, die ihr Haften erklärt, und nicht die Überzeugungsgewalt der nachträglich herbeigeholten Begründungen. Andererseits ist es doch wieder nur eine fragmentarische Eingebung, die sich hier präsentiert. Denn es bleibt bei der Vorstellung, es kommt nicht zur Krankheit selber, es werden nur Beängstigungen, Sorgen an die Vorstellung geknüpft und mit bestimmten unbehaglichen Empfindungen verbunden, und diese Empfindungen können dadurch sich steigern, sich ausbreiten – aber damit hat die Geschichte auch ein Ende. Was der Hypochonder klagt, wirklich klagt (nicht, wovor er sich ängstigt!), kann der Gesunde immer noch leidlich nachempfinden. Die Eingebung reicht nicht weit über die Vorstellung selber hinaus (der Hysterische dagegen, wie wir sehen werden, verwirklicht die Eingebung: er wird so krank, wie es ihm eingegeben wird!). Die Einfühlung schließlich, um noch von der zu reden, ist auch nicht untätig. Sie wirkt mittels der Gesamtstimmung. Es ist sattsam bekannt, wie verdrießliche Mienen der Umgebung die Hypochondrie steigern, wie wohltuend Heiterkeit sie sänftigt und löst; gerade der Neurastheniker ist der »Stimmungsansteckung«, die eben Einfühlung ist, aufs kräftigste zugänglich.

Also: Umgang mit Griesgrämigen, Unterhaltung über Krankheiten, Lektüre oder Eindrücke von Krankheiten, dies zusammen steckt auch einen, der es nicht nötig hätte, leicht mit Hypochondrie an. Umgang mit Griesgrämigen – Einfühlung; Unterhaltung über Krankheiten – Einredung; Lektüre, Vorträge, Eindrücke – Eingebung. Natürlich fließen die Grenzen ineinander, auch die Unterhaltung wirkt eingebend, auch Lektüre einredend, aber es sollte ja hier nur gezeigt werden, daß die »Ansteckung« alle drei seelischen Vorgänge umspannt, dass alle gleich wichtig sind (wie ganz anders wirkt z. B. heitere, spottende Unterhaltung über Krankheit als trübselige: hier ist also die veränderte Einfühlung ausschlaggebend für die Wirksamkeit von Eingebungen!), und daß sich die auf dem Holzwege herumtreiben, die mit dem Schlagwort Suggestion die ganze seelische Übertragung, die Miterregung seelische Erkrankung oder Veränderung überhaupt erledigen wollen. Sie mögen doch nur einmal die Hypochondrie an einem ihrer Herde, z. B. an einem Stammtisch pensionierter Offiziere oder Beamten, studieren: wie da Eingebungen wohl eine gelegentliche, die vorherrschende Rolle aber Einredung und vor allem Einfühlung spielt, Einfühlung nämlich jedes neuen Gliedes in die enttäuschte, verbitterte, griesgrämige Stimmung der andern . . . Sie mögen studieren, und nicht immer konstruieren!

U ND EINFÜHLUNG ist es auch in erster Linie, die den manischen Cyklothymen, die den Berauschten, die den Erschöpften von fremder Stimmung, fremder Erregung, fremdem Bewegungsdrang miterfaßt und jene zu häufigen Gliedern geistiger Epidemie werden läßt. In der Geschichte krankhafter religiöser Massenbewegungen hat die *Askese* eine eminente Rolle gespielt. Ihre Wirkung aber besteht zunächst und zu allermeist in einer Steigerung der Einfühlbarkeit, im Verlust der Beherrschung eigener Miterregung durch fremde Gemütserregungen. Askese ist ja weiter nichts als methodische Erschöpfung, die an sich schon Übererregung in sich schließt, und diese Übererregung selber meist noch methodisch in die Höhe geschraubt durch positiv erregende Maßnahmen, wie Geißelungen und Selbstpeinigung aller Art. Die pathologische Erregung, die so geschaffen wird, ist gleichzeitig sensorisch und psychomotorisch: Trugwahrnehmungen sind erleichtert, ebenso auch Bewegungsauslösungen. Und sicherlich ist sie früher psychomotorisch als sensorisch. Das ist experimentell feststellbar und festgestellt. Es braucht noch nicht zu Verfälschung der Wahrnehmungen zu kommen, wo doch Unruhe der Glieder, aller Muskeln, des Mienenspiels schon die gesteigerte Erregung verrät. Der so Erregte aber ist leicht fortzureißen. Er fühlt sich agenblicks in die verschiedensten Gemütszustände ein, wenn sie ihm nahen. In die Begeisterung so gut wie in die Wut. Der Demagog erregt ja die Menschen planmäßig, wie er sie für seine Zwecke haben will. Berauschende Gemußmittel, meist alkoholische, und Tanz spielen im primitiven Leben der Völker eine ungeheure Rolle für Festlichkeiten, rituelle Verübungen, ungewöhnliches Vorhaben wie Auszug zur Schlacht – und was sind jene beiden anderes als unfehlbare Methoden zur Erzielung einer hochgradigen Erregtheit und Massenlenksamkeit? Die Condottieri aller Zeiten haben von zufälliger oder methodischer Erregung immer einen guten Gebrauch zu machen verstanden; denn solche Erregung sicherte ihnen die Stimmung, die sie gerade brauchten. Die öde Schablone sagt natürlich auch da wieder, dem psychomotorisch Erregten sei jeder Affekt zu »suggerieren«. Man könnte tausend Belege sammeln (und ich bin daran, es zu tun), dass die Suggerierung höchst unsicher ist, die Eingebung gerade bei Erregten oft mißlingt, widerstehende Einbildungen von größerer Stärke provozierend. Jede Meuterei, jede Auflösung einer erschöpften Truppe zeigt es. Und jeder Expeditionsführer weiß, daß gerade in solchen Lagen das »Beispiel« die einzige sichere Macht über erregte Massen gibt – das Beispiel, und das heißt eben: die *Einfühlung*. Denn das Beispiel geben bedeutet, selber einen Affekt verkörpern, selber Ausdruck und Tätigkeit sein und die übrigen dadurch »mit sich reißen«. Die terminologischen Falschmünzer nennen das dann »Realsuggestion«. Suggestion à tout prix! Aber mit Suggestion hat das, was in solchem Falle geschieht, gar nichts zu tun. Wenn der Troupier, nachdem er vergeblich Vormarsch befohlen hat, mit raschem Ruck selber dem Feind entgegenreitet, so *kann* das die Andern mit fortreißen, und wenn auch die genaue Analyse zeigt, daß das keine Eingebung ist, es ließe sich doch wenigstens darüber diskutieren. Aber der kluge Troupier läßt es gar nicht dahin kommen daß er die Eingebung braucht, und daß die verbale abprallt, die reale aber vielleicht (vielleicht) noch »zieht«. Er wird die Leute in dauernder Einfühlung mit sich halten und im entscheidenden Augenblick an diesen Faden anknüpfen. Damit wird er nicht bloß *auch* der Erschöpften und Erregten, sondern *gerade* ihrer sicher sein: eben weil die gesteigerte Einfühlbarkeit ihnen eignet. Ich habe, ehe ich diese Blätter schrieb, wieder einmal die Schilderungen von Nansen, von Sven Hedin, von Drygalski, von Stanley durchgeblättert. Ich habe überall meine Erinnerung an die frühere Lektüre bestätigt gefunden: sie alle haben gelegentlich mit starken Suggestionen gearbeitet, und alle auch mit der beständigen Suggestion des geborenen und unantastbaren Befehlshabers, aber das Grundkapital, von dem sie in schwierigen Situationen zehrten, war die Einfühlung: man muß mit der Mannschaft leben, sagt Drygalski einmal, als er schwierige Stimmungen in der antarktischen Polarnacht erwähnt. Wie hat's denn, um ein ganz modernes Beispiel zu nehmen, der Graf Häseler angefangen? Keiner dieser wirklich Großen, wie er, kapriziert sich auf die bloße Gehorsams-Suggestion. Sie drücken allen lieber über ein bißchen Disziplinarverwilderung die Augen zu (gerade dafür ist Häseler typisch), sind dann aber der Einfühlung mit den Leuten ständig sicher, und nie sicherer, als nach den größten Anstrengungen. Ist es überhaupt noch nötig, über den Unterschied in der faszinierenden Gewalt der Befehlshaber, die ihre Schar dem Tode entgegen-*treiben*, und derer, die sie dem Tode entgegen*führen*, zu reden? Bei welchen die *Gewißheit* der Herrschaft über die Masse liegt? Es ist eigentlich nicht nötig. Der Laie, nicht einmal der bloß »gebildete«, weiß es, wüßte es, wenn nicht die Konstruktionstheoretiker mit ihrem Dogma »Alles ist Suggestion!« ihn verwirren kämen.

Es wäre reizvoll, sicher aber wichtig, einmal eine große Zahl von Beispielen aufzugreifen, in denen heute nach dem Schema F die Suggestion zur Deutung herhalten muß und in Wirklichkeit von Eingebung und Einbildung gar nicht – oder höchstens nebenher – desto mehr aber von Einfühlung die Rede sein muß. Ganz allgemein läßt sich sagen: wo immer erregte Stimmung, überhaupt Gemütsbewegungen, wo ferner psychomotorische Erregtheit auf Massen sich ausbreitet, dort hat vielleicht auch diese oder jene Eingebung und Einbildung die Hand im Spiele, *aber das Spiel selber macht in der Hauptsache die Einfühlung.* Damit stellt sich uns die Einfühlung als ein eminent wichtiges, der Eingebung mindestens ebenbürtiges seelisches »Ansteckungsprinzip« dar. Sie beherrscht durchaus die Entstehung und das Anschwellen solcher geistigen Epidemien, denen gehobene oder überhaupt exaltierte Stimmung und körperliche Erregung den Stempel aufprägen. Sie ist mit wirksam, wo diese Züge überhaupt im Bilde vorhanden sind – und das gilt von der überwältigenden Mehrzahl geistiger Epidemien. Oft mögen Erschöpfte – durch Askese, durch Tänze Erschöpfte – oder Berauschte, oder solche, die berauscht und erschöpft in einem waren, die Hauptziffer der Opfer gestellt haben. Andere Male mögen es entweder neben Jenen noch, oder vorwiegend gar, die Träger dauernder psychopathischer Übererregbarkeit gewesen sein: die affektiv und motorisch »Labilen«, die Impuls-Psychopathen, ferner die Cyklothymen der reinen manischen Phase – aber, wie ich vermute, auch besonders die manisch- depressiven Mischlinge, jene Cyklothymen also, die sich gerade im Übergang oder dauernd in einem Mischzustande zwischen Manie und Depression befinden, wobei die Erregtheit der Manie mit der düstern Stimmungsfarbe und wohl auch mit Wahnvorstellungen der Depression, z. B. Versündigungsideen, sich sättigt. Ich lenke hier, von ärztlicher Beobachtung ausgehend, zum ersten Male die Aufmerksamkeit auf die Mitbeteiligung der zirkulären Mischzustände an der Entstehung seelischer Massenerkrankungen; fast meine ich, daß so manches, was oberflächliche Etikettierung ins geduldige Schubfach der Hysterie geworfen hat, einer Revision durch jene Diagnose bedürfen wird . . . Aber es hat wohl nicht einmal immer der Erschöpften, der Berauschten, der Labilen, der Impulsiven, der Zirkulären bedurft, um eine seelische Erregung zum Herd seelischer Epidemien zu machen. Oft mögen diese Kategorien – eine allein, eine vorwiegend ein Gemisch aus ihnen – nur die »erste Zone« (wenn ich es so nennen darf) der Ansteckung gebildet haben; oft mögen sie gar nicht beteiligt gewesen sein. Denn es weist auf ungewöhnliche Erregung der sonst Gesunden hin, wenn diese der Ansteckung ausgeliefert werden; und wenn wir sehen, dass manche Epidemien wie zum Exempel der Aachener und Kölner Veitstanz vom Jahre 1374, deutlich mit Not und Elend, Überschwemmung und Existenzunsicherheit im Zusammenhang standen, so leuchtet es ein, dass länger vorbereitete Erregung schlechthin dazu angetan ist, die auf irgendeinem Herd aufzüngelnde Flamme zu einem gewaltigen Großfeuer anzufachen. Immerhin, der Herd, den die Untersuchung aufspürt, erweist sich häufig selber schon als die Erkrankung Mehrerer; nicht immer ist der erste individuelle Ausgangspunkt (wie etwa der Hirtenknabe Etienne, der den Kinderkreuzzug vom 1212 verursachte, oder wie die Gründer zahlreicher Sekten und Kulte) nachzuweisen. In solchen Fällen ist die Ausbreitung entweder rapid, fast momentan erfolgt, so daß der Ausgangspunkt in der allgemeinen Erregung verschwindet, und dann lagen wohl immer frisch erzeugte, oder dauernd vorhandene pathologische Seelenverfassungen (beide zugleich wohl am häufigsten) vor; aber es entstand wirklich Massenerkrankung, *nicht* Epidemie, d. h. also (erinnern wir uns der früheren Festlegungen!) Mehrere erkrankten seelisch zugleich, ohne daß Einer erst den Anderen anzustecken hatte, aus der einen gleichen Ursache. Bei den Epidemien, die sich an überschwengliche religiöse Feiern anschließen, wie der Veitstanz, den die Johannisfeste züchteten, ist das der typische Fall gewesen. So oder so, viele ursprünglich Gesunde und wieviele zufällig oder planmäßig Erregte auch hineingezogen sein mögen, die schon vorher Gestörten haben überall eine wesentliche Rolle gespielt: sei es als Herd, sei es als erste Zone der Ausbreitung, sei es als einziges Opfer der Ansteckung überhaupt, sei es als Vermittler des späteren Umsichgreifens, die immer wieder neue Unterherde bildeten, die schon abklingende Erregung abermals in sich zur Höhe anschwellen ließen und so der Epidemie oft jenen eigentümlichen Charakter gaben, jenes An- und Ab- und Wiederanschwellen, das an die Kreise des Wassers um den geworfenen Stein erinnert. Die vorher Gestörten, um sie uns noch einmal einzuprägen: Berauschte, Erschöpfte, vielleicht auch Fiebernde (deren es in früheren Zeiten ungleich mehr gab als heute), Erregtheitspsychopathen, also Labile, Imbezille und Impulsive, Manische und zirkuläre Mischlinge. Wer möchte sich anmaßen, zu widerlegen, daß hier und da selbst eine echte, im Erregungszustand befindliche Psychose in den Strudel geriet? Ein Katatonischer, dessen Echopraxie wir ja kennen, Vorgemachtes sinnlos nachzuäffen – ein Paralytiker mit seiner biegsamen Stimmung? Möglich, möglich! Nur ist festzuhalten, daß dies keine typischen Bestandteile der Epidemie mehr sind, nur noch zufällige. Sie möchten sich der Ansteckung ebensogut verschließen, wie ihr erliegen; für die übrigen Gruppen ist aber das Erliegen das Gesetzmäßige. Bei einer Hasenjagd kann auch einmal eine verwilderte Katze ins Treiben und unter die Opfer geraten. Sie wird dadurch kein Hase.

Berauschte, Erschöpfte, Fiebernde, Zirkuläre, Labile, Erregte ... Und der Hysterischen ist noch nicht einmal Erwähnung getan. – Was die

Dogmatiker der allein seligmachende Suggestion denken? – Wir lassen sie die Hände überm Kopf zusammenschlagen und trösten uns mit der Erfahrung, daß man im Trubel den besten Anschluß oft am sichersten erreicht, indem man – später kommt.

H YSTERIE! Die Königin der Neurosen, was Reichtum und Farbenpracht der Erscheinungen angeht. Und darum, wie man so leicht schließt, liebe Beherrscherin und Lenkerin geistiger Epidemien überhaupt. Die fleischgewordene Suggestion; und darum in aller Möglichkeit seelischer Ansteckung lauernd ... Was ist wirklich daran?

Wie das moderne, begrifflich durchsäuerte seelische Erleben, das immer nach Gründen und Folgen fragt, die Keime der Hypochondrie in sich trägt, haben wir ausführlich ich gezeigt. Auf dem Boden gesteigerter Empfindung und vorwiegender Unluststimmung nehmen gerade jene Mächte, die unser normales Seelenleben aufbauen, das Nachdenken, die kausale Verknüpfung, die Erwägung von Möglichkeiten, die Selbstbeobachtung und Selbstprüfung an dem Aufbau des hypochondrischen Wesens teil. Hypochondrie ist folgerichtig der erste Ausdruck der Unterwühlung nervöser Kraft, die in der »Neurasthenie« oder »Nervosität« sich verkörpert. Die Alterierung der primitiven Psyche aber nimmt einen anderen Weg. Sie gelangt nicht zur Krankheitsvorstellung, Krankheitsbesorgnis, Krankheitsgrübelei mit dem leisen Beiklang der Krankheitsvorempfindung. Als wir von der Eingebung handelten (ich bitte die Seiten 34 bis 39 nochmals zu wälzen), erwähnten wir schon die ungleich gewaltigere Realisierungskraft der einfacheren Seele, für die das Erleben viel mehr als für uns ein echtes Erleben ist. Die einfachere Seele ist, von unserem begrifflichen Seelenleben her gesehen, phantasiehaft; sie erlebt alles nach seinem unmittelbaren sinnlichen Wert, nach Stärke, Farbigkeit, Gefühlskraft, und nicht so vorwiegend nach inhaltlichen Beziehungswerten, nach begrifflicher Stellung. Ihr wird darum in ganz anders rascher Folge als uns die Erinnerung oder Phantasie zur Halluzination, der Wunsch zur Tat, kurzum alles innerlich Erlebte zur Wirklichkeit. Sowie dieses Geschehen sich unserem Fassungsvermögen entzieht (und das tut es recht bald) mutet es uns pathologisch an – *hysterisch*. Der Faden der seelischen Verknüpfungen entgleitet dem Beobachter, Rätsel und Wunder tun sich vor ihm auf. Selbst der Ausdruck, der ein Spiegel der Seele sein soll, scheint zu lügen: sein Lachen verrät nicht sicher Fröhlichkeit, seine Tränen nicht sicher Schmerz. Denn das Erlebnis, auf das wir den Affekt beziehen, hat ihn vielleicht gar nicht erregt; ihn rief ein anderes, viel stärkeres wach, und dieses, uns verborgen, sucht im Ausdruck seine Entladung. Uns verborgen? Oftmals auch den Hysterischen selber verborgen. Da sieht er etwas, das ihn so oder so stimmen würde; aber eine fremde, aus den Tiefen aufsteigende Stimmung legt sich über die Seele und läßt für die folgerichtige keinen Platz. Es kommt auch bei normalen Menschen zuweilen vor, dass irgend ein Eindruck nicht seine, sondern eine seltsam unerklärliche andere Stimmung entbindet. Manchmal folgt die Erinnerung, die deren Träger ist, nach einiger Zeit ins Bewußtsein, der Vorfall klärt sich. Manchmal bleibt die Herkunft der »unmotivierten« Stimmung dunkel. Was hier Episode ist, erscheint in der hysterischen Seele als Regel. Desto mehr, je stärker Erinnerungen und Phantasien an Erlebniskraft dem »Wahrnehmungsleben« überlegen sind, je mehr die Psyche in einer innerlichen Welt lebt. Es wird hier deutlich, *welche* Naturen am meisten zur hysterischen Veränderung hin veranlagt sind. Einmal überhaupt die primitiv und darum elementar Erlebenden, das Kind, das Weib, der Ungebildete, die einfacheren Kulturen. Dann aber die in einer zweiten Welt sich Tummelnden, vorzüglich also der künstlerische und der religiöse Mensch. Dem, der ganz Kausalitätstier ist, wird an jenen schon manches hysterisch anmuten, was sicher noch ganz im Bereiche des Normalen liegt. Es bedarf aber nur kleiner Überspannungen der Nervenkraft, um jene Züge ins echt Pathologische zu steigern: die fremden Stimmungen, das Erleben des innerlich Auftauchenden – und die Hysterie ist fertig. Wo die Grenze zwischen noch Normalem und schon Krankem liegt, dies Schmerzensproblem der ganzen Psychopathologie kann hier nicht untersucht werden.

In diesen seinen zwei Seiten also erschöpft sich das Bild der Hysterie: Verwirklichung des seelisch Erlebten (und das heißt: starke Eingebungs- und Einbildungsfähigkeit; dies oder jenes, je nach dem inneren Reichtum der Psyche) und Unberechenbarkeit des Gemütslebens, der Gefühlsreaktion auf Eindrücke, sowie ihrer Äußerung im Ausdruck. Wo die Einbildung die Eingebung überwiegt und die Unzuverlässigkeit des Ausdrucks hohe Grade erreicht, dort spottet der Hysterische jeder Menschenkenntnis, sein Tun und Lassen jeder Voraussage. Er verliert heute beim Anblick einer Maus die Sprache und findet sie nach drei Monaten beim Anhören bei einer Melodie wieder. Rätsel und Wunder! Die Werke über die Hysterie sind voll davon.

Auf das reichliche Dutzend von Theorien, die zur Erklärung dieser Krankheit verfertigt worden sind, hier einzugehen, liegt kein Grund vor. Keine von ihnen macht die Hysterie begreiflicher. Ich finde, sie ist noch immer am begreiflichsten, wenn man den Gang der Erlebnisse am phantasiemäßigen Seelenleben verfolgt. Hier liegt alles im Keime beschlossen, was in der Hysterie zur Auswicklung kommt, und hundert Übergänge verbinden die beiden Pole. Genug! Wir nehmen die hier entwickelte Einsicht (die nur ein Extrakt der Tatsachen ist) und heizen mit ihr unseren Kessel. Wodurch kommt die Hysterie für die geistige Ansteckung in Frage?

Der Einredung bietet sie kein besonderes Feld; denn die Einredung feiert ihre Triumphe im Reiche des begrifflich geordneten Seelenlebens. Mit der Einfühlung ist es eine eigene Sache. Die Hysterischen scheinen heute sehr lebhafter und morgen gar keiner Einfühlung fähig zu sein. Daß sie heute schmiegsam und warm, morgen fremd und kalt sind, ist eine alte Erfahrung über ihren Charakter. Die Wege ihrer Stimmung sind eben unberechenbar, und die beginnende Einfühlung wird plötzlich in eine ganz andere Richtung abgebogen. Der Hysterische sieht Tränen, und er schluchzt mit; aber ebenso gut kann er plötzlich ins Lachen umkippen. Oder die Tränen wecken in ihm Ärger und Spott, und er stachelt den Weinenden mit verletzenden Mienen und Reden. Alles kommt vor, und wer es aus dem Alltagsleben nicht kennt, der kann solche Exemplare in der schönen Literatur studieren. Kurzum, von der Einfühlung der Hysterischen wäre zu sagen, daß sie launisch und seltsam ist und ihre eigenen Wege geht. Wir werden gleich sehen, wie das in der Gestaltung der geistigen Epidemien zum Ausdruck kommen kann.

Unerschöpflich aber ist die Hysterie in der Möglichkeit von Eingebungen, Einbildungen. Was immer vorgestellt werden kann, das kann auch verwirklicht werden – verwirklicht in den verschiedenen Graden, die die rauhe physische Möglichkeit zuläßt. Eine Himmelfahrt etwa ist natürlich physisch unmöglich; so bleibt die Verwirklichung ihrer Vorstellung auf die Halluzinierung der Himmelfahrt angewiesen. Trotzdem werden auch hier noch so viel als nur möglich Fragmente der Verwirklichung in der äußeren Erscheinung sich darstellen, wie verklärtes Leuchten des Auges, eine schwebende Pose, reden in einem frommen Kauderwelsch. Der hysterische Krampfanfall hingegen ist häufig (vielleicht immer; ich vermute es) eine Nachbildung, eine Art theatralischer Vorführung des Begattungsaktes. Das hysterische Erbrechen ist sozusagen die Karikatur eine Ekelkundgebung. Die hysterischen Lähmungen realisieren die mannigfachen Vorstellungen von einer aus dem oder dem Grunde herrührenden Unmöglichkeit, ein Glied zu gebrauchen. Die ganze hysterische Erscheinungswelt ist eben wirklich eine Art Theaterspiel, nur darf man nicht an beabsichtigte Komödie denken, sondern es besteht der Zwang, dieses Spiel aufzuführen, dem irgendwie Vorgestellten wirkliche Geltung zu geben. Im Kindesleben entdecken wir zahllose Züge, die der Hysterie verwandt sind, z. B. das Gebrüll, daß ein von einem geringfügigen Unfall betroffenes Kind erhebt, sobald es mitleidige Bemühungen Anderer verspürt, während es den Schmerz nicht beachtet, wenn die Anderen sich nicht um ihn kümmern: dabei ist doch von beabsichtigter Komödie beim Schreien des Kindes keine Rede, sondern die Vorstellung, ihm sei etwas Schreckliches passiert, wird durch das erschrockene Herbeieilen und Trösten der Anderen ihm Nu zu solcher Kraft gesteigert, daß sie ihre Verwirklichung sucht; Verwirklichung, das ist hier das Bild eines Kindes, dem wirklich etwas Schlimmes zugestoßen ist. Auf ähnliche Weise suchen in der hysterischen Psyche alle möglichen Vorstellungen, die in ihr irgendwie erweckt werden, Verwirklichung: von außen her, durch Eingebung, oder von innen her, durch Einbildung. Und es sind namentlich alle Vorstellungen der Schädigung, der Verletzung, der Benachteiligung, der Vergewaltigung, der Heimsuchung, die im hysterischen Seelenleben einen äußerst empfänglichen Boden finden.

Damit ist schon angedeutet, daß das Nacherleben krankhafter Zustände das Glanzrepertoire der Hysterie ausmacht. Man braucht hysterisch Veranlagte, sog. Hysteropathen, oder Hysterische nur in die Nähe von Kranken zu bringen, und sehr bald beginnt eine überreiche Produktion von Symptomen. Auch scheint es, als sei der wirkliche Kranke der günstigste »Herd« hierfür. Bloße Simulation bleibt oft ganz wirkungslos, genau wie absichtliche Suggerierung. Offenbar verrät die Einfühlung, die ja auch uns häufig Übertreibung von Beschwerden sofort durchschauen läßt, dem Hysterischen, ob der Andere wirklich unter einer Heimsuchung leidet, oder nicht. Es ist erstaunlich, wie rapide beispielshalber eine echte Chorea, jene Kinderkrankheit also, die in einem Schlenkern Glieder und in Grimassen des Gesichts, in einer ständigen motorischen Unruhe sich kundgibt, wie rapide die zum Herd einer hysterischen Schulepidemie werden kann. Freilich gibt es für die Hysterie noch weniger als für irgendetwas sonst eine Regel ohne Ausnahmen, und die Geschichte der hysterischen Massenerkrankungen zeigt uns, daß gelegentlich wohl auch grober Betrug den Herd für eine hysterische Epidemie gebildet hat. Obwohl das nicht ganz so sicher ist; denn allein die Erfahrung mit den spiritistischen Betrügern muß uns zur Vorsicht stimmen. Ein krankhafter, psychopathischer Kern ist fast immer da, und ob bewußter Schwindel getrieben wurde, nicht überall leicht zu entscheiden. Diese Grenze festzulegen, fällt ja unendlich viel schwerer, als der Laie ahnt, der die Begriffe: hie Krankheit, hie Verstellung, wie Schwarz und Weiß trennt, und das schwierige, sie verkettende Reich der Übertreibung, einer Art zwangsmäßiger, krankhafter Verstellung in zahlreichen Fällen, übersieht.

Genug, denn wir wollen uns nicht in die Kontroversen über Details der Hysterie verirren. Das Ergebnis ist unsicher: daß eine seelische Störung, die in der Nachbildung von Krankheitsäußerungen, in der Nachbildung nächstdem des Auffallenden, Ungewöhnlichen, Extravaganten, sofern es mit einer Nuance des Leidens und Leidenmüssens durchsetzt ist, ihre Triumphe feiert – daß eine solche seelische Störung ein eminent günstiges Feld für die mit Erregung durch Miterlebung fremder Krankheit darbieten muß. Vorzüglich in einer Richtung wird diese Störung allen anderen überlegen sein, in der Aneignung ungewöhnlicher Vorstellungen und Vorstellungskreise, und deren Sättigung mit eigenen Farben bis zur halluzinatorischen Verwirklichung. Hier liegt die eigentliche Stelle der Hysterie in der Geschichte der seelischen Epidemien. *Sie ist die gewaltigste visionäre Macht, die wir kennen.* Sie ist es vor allem darum, weil sie ihre Visionen bei aller äußeren Anstrengung aus sich heraus gestaltet, und nicht, wie der Epileptiker, der auch Visionen erlebt, diesen Erscheinungen als passives Opfer gegenübersteht. Um es in ein Schlagwort zu prägen: beim Epileptiker halluziniert das Hirn – beim Hysterischen aber die Seele. Er erlebt nur, auch in der Fülle der Gesichte nur, was sie wirklich bewegt, so wenig sie auch übers Kommen und Gehen dieses höchstgesteigerten Erlebens Herr sein mag. Die Opfer der Epilepsie sind ja schließlich meist arme Schwachsinnige, was freilich sie an der Herdbildung nicht hindert; Ausgangspunkt einer seelischen Epidemie sind sie oft genug geworden. Mit der hysterischen Seelenveränderung ist das Schöpferische vereinbar, und die Geschichte zeigt uns Gestalten genug, in denen das hysterisch Halluzinatorische im Dienste großer Pläne und großer Verwirklichungen stand. Vielleicht gehört Mohammed hierher (wiewohl seine angeblichen »Anfälle« noch recht sehr der fachmännischen Bearbeitung bedürfen). Und wenn der Jesuitenpater Hahn in einem merkwürdigen, übrigens dem Index verfallenen Buche den Versuch gemacht hat, zu beweisen, daß die Visionen der hl. Therese überirdische Offenbarungen gewesen sein müßten, weil sie die Inspirationen zu ihrem Werke waren, sie diese Werk mit bewunderswürdiger Energie durchsetzte (es war die Begründung des Ordens der Barfußkarmeliterinnen) und dies nicht zur Hysterie stimme: so kann man ihm nur antworten, daß er dann die Hysterie nicht kennt. Sie erlebt, was sie ersehnt, sie sieht, was sie glaubt. Der Epileptiker glaubt bloß, was er sieht. Hier die krankhafte geistige Schwäche, die den vom kranken Hirn erzeugten Bildern kritiklos gegenübersteht; und dort die krankhafte seelische Kraft, die das Hirn die Bilder gestalten heißt, welche die Seele sucht ...

WIR VERSTEHEN, wie diese seelische Krankheit Epidemien bilden konnte. Wir verstehen auch, was diese Epidemien, die hysterischen, aus allen andern, und was die einzelnen hysterischen Opfer aus der Masse der übrigen Opfer einer gemischten Epidemie heraushebt: es ist die Tatsache, daß die Hysterie nicht bloß Miterregbarkeit durch fremde Erregung, sondern *Nachbildung* fremden Erlebens schafft. Sie prägt damit der Massenerkrankung bestimmtere Farben auf, formt über die allgemeine Erregtheit hinaus scharf umrissene, seltsame Bilder und verkörpert erst im eigentlichen Vollsinne des Wortes die Möglichkeit seelischer »Ansteckung«. Weiter: wo sie über die Nachbildung hinweg zu eigener Symptomgestaltung fortschreitet, dort entfaltet sie einen unerhörten Reichtum an Erscheinungen und eine unerhörte Wunderbarkeit und Rätselhaftigkeit. In den hysterischen Epidemien und an den Hysterischen in allen Epidemien geschehen die Zeichen und Wunder, werden Blinde sehend, Lahme gehend, Stumme redend – aber auch umgekehrt Sehende blind, Gesunde gelähmt, Redende sprachlos. Die Hysterischen fressen feurige Kohlen, lassen sich mit Nadeln ritzen, bluten aus Wundmalen, den Hysterischen bläht der Leib sich zur starren Trommel, sie verharren in kataleptischen Stellungen, die (außer den in Vielem ähnlichen Opfern des Jugendirreseins) keine Kreatur nur für Minuten zu kopieren vermöchte. Damit sichert sich die Hysterie überall die stärkste Teilnahme, die heftigste Neugierde, das krasseste Staunen. Damit bringt sie es zuwege, daß eine Epidemie, in die sie ein paar Opfer entsandte, nach ihr benannt, dass hysterische Epidemie oftmals schlechthin für geistige Epidemie gesetzt worden ist. Denn der naive Beobachter mißt am Auffälligen das Ganze, hält den Exzeß für die Regel, beurteilt nach dem Krassen den Durchschnitt, und sein Auge wird im Bilde aller seelischen Massenkrankheit durch nichts so gebannt werden, wie durch die verblüffenden Produktionen der hysterischen Verwirklichungskraft.

Leider aber hat auch das kritische Urteil von diesen Dingen sich betören lassen, und die früher schon deutlich zensierte Unsitte, alle seelische Ansteckung gedankenlos Suggestion zu nennen, fließt geradewegs aus der Überschätzung der epidemischen Wirksamkeit der Hysterie. Freilich, es ist Effekt der Eingebung oder Einbildung, was an Wundern über Wundern die historische Persönlichkeit zur Schau stellt. Daran rüttelt keiner. Aber: es braucht nicht einmal Eingebung oder Einbildung zu sein, was den Hysterischen in die krankhafte Massenbewegung hineinwirbelt, sondern es mag ebensooft Einfühlung sein, wie bei den andern Kategorien der Psychopathen – sodaß Einfühlung die epidemie-schaffende, Eingebung nur die epidemie-färbende Macht wäre. Und nochmals ein Aber: nicht jede Epidemie, in der ein paar Hysterische sich herumtreiben, ist eine hysterische Epidemie, und von den wirklichen hysterischen Epidemien ist die große Menge der bloß mit hysterischen Zügen geschmückten sorgfältig zu sondern.

Nämlich: wir sahen ja schon, daß die Hysterie die geradlinige Fortsetzung eines bestimmten Seelenzustandes ins Krankhafte hinein – ganz entsprechend der Hypochondrie – und mit diesem normalen Seelenzustande Schritt für Schritt durch tausend Übergänge verbunden ist. Es ist der Seelenzustand der phantasiehaft erlebenden *Naturen* – Weiber, Kinder, Künstler – auf der einen, der phantasiehaft erlebenden *Zeiten* und *Schichten* auf der andern Seite. Damit ist die Lokalisation, die Statistik der Hysterie gegeben; oder vielmehr, die Sache liegt so, daß gerade aus der eigentümlichen Verteilung, die die hysterische Erkrankung zeigt, jener ihr Zusammenhang mit bestimmten Seelenverfassungen erschlossen werden konnte. Weiber und Kinder, Künstler und Schwärmer sind die ewigen – Ungebildete, Primitive, seien es ganze Zeiten, seien es einzelne Schichten zu einer Zeit, sind die historischen, die zeitlichen Träger der Hysterie. Die einfachste krankhafte

Veränderung, wie Erregung, Erschöpfung, Aufreibung sie der Seele bringt, wird bei allen diesen Menschensorten hysterische Erscheinungsbildung zeitigen. Unter ihnen wird es ebenso leicht hysterisch gefärbte Massenerkrankung geben, wie unter den gebildeten Männern von heute Hypochondrie. Die zeitlebens Hysterischen brauchen zu keiner Zeit, in keinem Kreise mehr oder weniger gewesen zu sein, so gut wie die zeitlebens Hypochondrischen. Nicht die *mit* der Hysterie Geborenen, sondern die *für* die Hysterie Geborenen geben für die faktische Verbreitung der hysterischen Veränderung, geben für die Bildung »hysterischer« Epidemien den Ausschlag.

Eine Zeit nun hat die Auswicklung offenbarer Hysterie aus der hysteriegünstigen Seelenverfassung besonders wirksam besorgt: das sterbende Mittelalter. Die häufigen, langwierigen und gewaltig großen, aber auch die dazwischen verstreuten Tausende von kleinen seelischen Epidemien jener Zeit tragen in der Mehrzahl unzweifelhaft hysterisches Gepräge. Trommelsucht, Stigmatisation, Tarantismus, Lykanthropie, Johannistanz: es mag in den Schilderungen der Chronisten vieles daruntergeraten sein, was diesen Dinge nur oberflächlich ähnelte und an sich formloser war, in der Hauptsache scheinen die Bewegungen richtig beobachtet zu sein, und unsere Diagnose wird vorwiegend auf Hysterie lauten. Strengerer Kritik sind eher die Klosterepidemien bedürftig, wo gewiß oftmals nur Erschöpfung durch Askese und mancherlei Hysterieähnliches vorgelegen hat. Wie immer die Verteilung sei, echte Hysterie hat um jene geschichtliche Wende eine ungewöhnlich dominierende Rolle in der seelischen Epidemiebildung gespielt.

Wodurch? Der primitivere, phantasiehafte, in keiner Weise begrifflich geordnete, sondern überall auf unmittelbare Wirklichkeitskraft gerichtete Seelenzustand des Mittelalters, der erst im Zeitalter der Aufklärung, dem achtzehnten also, seine endgültige Umarbeitung erfuhr, bot günstigen Boden. Besondere Umstände befruchteten ihn. Die Phantasie war durch städtisches Leben, Erweiterung des Gesichtskreises,

Entdeckungen und Erfindungen, aber auch durch die immer mehr auf kultischen Prunk und legendarische Farbenpracht zusteuernde Praxis der Kirche in einer Art Überspannung gebracht. Starke Gefühlsmomente hefteten sich an diese Bereicherung: Zweifel und Vorahnung des Neuen auf der einen, Furcht vor den Drohungen der Kirchenlehre auf der andern Seite. Mit erotischem Drange war die Zeit förmlich geschwängert. Die Ausartung der Mode und die Überhandnahme der Zote (wer denkt nicht an Luther!) geben Zeugnis davon. Dazu starke Kämpfe, soziale und politische Unsicherheit, Heimsuchung durch elementare Ereignisse, namentlich die großen Seuchen – kurzum katastrophische Verwirrungen und Erregungen in Hülle und Fülle. Vor allem aber Zügellosigkeit: Zusammenbruch der alten Bindungen auf allen Lebensgebieten, Verlust von Maß und Selbstbeherrschung – Zersetzung, innere Anarchie der Menschenseele. Dicker braucht es für die Hysterie nicht zu kommen. Allenthalben glimmte krankhafte Erregung, und der phantastische Überschwang blies die Glut zur prasselnden Flamme an. Was sollte anderes werden als Hysterie? Sie war die geradlinige Folge des zeitlichen Seelenzustandes; sie spiegelte eine besondere Eigentümlichkeit der Zeiten, die Verquickung religiöser mit geschlechtlicher Überreizung in seltsamen Verzerrungen wider.

Es läßt sich an dieser Herleitung nicht rütteln. Im ruhigen, selbstsicheren Mittelalter, bis zum 13. Jahrhundert, hören wir noch nichts von hysterischen Epidemien. Wir hören nichts mehr von ihnen seit dem Ende des dreißigjährigen Krieges. Es ist deutlich die große Krisis auf allen Lebenslinien, die von 1250 an etwa sich vorbereitet, um 1500 kulminiert und bis 1700 abklingt – die jene krankhaften Wellenbewegungen erzeugt hat.

In die Formel gebracht, die wir eingangs entwickelt haben, würde das Ergebnis lauten: die spätmittelalterliche Hysterie ist sozialpathologische Erscheinung gewesen – massenhafte Auswicklung eines bestimmten Erkrankungsbildes aus farbloser krankhafter Veränderung

(Erschöpfung, Überspannung, Erregung) durch den Zeitgeist, die geschichtliche Eigenart des gesamten Lebens.

Darum hat auch die Reformation die Epidemien nicht beseitigt, sondern zunächst gesteigert, denn, wie es bei jedem religiösen Zusammenbruch unvermeidlich ist, trug sie Anarchie, Haltlosigkeit, grenzenlose Verwirrung in Tausende von Gemütern, entfesselte nicht bloß den äußeren, sondern auch den inneren religiösen Kampf aufs wildeste. Die Balken des alten Glaubens krachten zusammen, und man klammerte sich, in seiner Hilflosigkeit Gott allein gegenübergestellt, an die Strohhalme, die der neue Glaube ließ: Teufel und Dämonen. Die Scheiterhaufen der Hexenverfolgungen illuminierten den Siegeszug der kirchlichen Befreiung.

Ein religiöser Genius hat schon damals den ersten Kausalnexus dieser Verwilderung durchschaut. Die Exercitia spiritualia des Ignatius von Loyola sind der grandiose Versuch, die Hysterie zu überwinden und doch den alten Seelenzustand zu erhalten. Und der Stifter der Gesellschaft Jesu wußte, wo der Punkt lag, aus dem die Krankheit zu kurieren war. Er verbot die Askese, die er durch eine fast militärische Gesundheitspflege – er verbot die Planlosigkeit und Spielerei, die er durch die planvolle Ausgestaltung jeder Lebensstunde und thematische Einschulung der Phantasie auf die religiöse Vorstellungswelt ersetzte. Er sah, daß die Erschöpfung dem Hirn die Herrschaft über den Bewegungsapparat raubt, Glieder und Muskeln eine unmoralische Ochlokratie an sich reißen lässt; sah, daß die Unsicherheit im seelischen Leben Unordnung und Durcheinander züchtet und die Seele den Visionen als Spielball ausliefert. *In den Übungen wurde eine krankhaft gesteigerte Bilderwelt in die Bande der Lebensaufgabe geschmiedet.* Eine krankhaft gesteigerte – doch diese Krankheit war ein Experiment; sie sollte dem Willen unterworfen bleiben, und wo die Gefahr der Umkehr dieses Verhältnisses drohte, dort gebot die Ordensklugheit Halt. Die Wenigsten durften alle Exerzitien absolvieren . . . Loyola hat er-

78

reicht, was zu erreichen war: die Freihaltung seines Ordens von hysterischer Verwilderung. Er gab der Kirche eine denkende und wirkende Seele. Reicht dieser Kenner der Zeitkrankheit nicht über drei Jahrhunderte hinweg einem Charcot, dem Großmeister der Hysterieforschung, die Hand? Uns aber ist dieser geniale Wurf eine Probe aufs Exempel, ein klassischer Beleg für die Pathogenese der mittelalterlichen Massenhysterie.

Schon damals hat freilich die ewige Quelle hysterischer Veränderung, die künstliche und die weibliche Seele, der zeitlichen ihre Wasser zugeführt: Weiber und Kinder setzen vorwiegend das Material der hysterischen Epidemien zusammen. In dem Maße, wie die krankmachenden Zeitmächte zurücktraten, mußte dieser Anteil wachsen, mußten Weiber und Kinder noch deutlicher die eigentlichen Träger hysterischer Epidemien werden. Das ist in der Tat geschehen. Aber wenn die Massenhysterie sich heute fast ganz auf Weiber und Kinder zurückgezogen hat, so ist sie gleichzeitig auch hier blasser, fragmentarischer geworden. Begreiflich genug. Die Kinder hält Schulpflicht und Schulzucht in scharfer Bewachung; und das Weib fühlt sich in die Bande äußerer Rücksichtnahme, der »Erziehung« verstrickt, in tausenderlei Hemmungen, die es daran hindern, sich der Eingebung und Einbildung beliebig zu überlassen. Wohlgemerkt, es ist nicht von der Möglichkeit der Hysterisierung so abgedrängt und in andere Erkrankungschancen hineingetrieben, wie der moderne Mann. Aber es ist gegen das Sichgehenlassen, das am ehesten überstürzte Erregung erzeugt, sozusagen geschützt. So nimmt die hysterische Epidemie hier heimlichere Formen an. Daß sie nicht fehlt, und auf was alles selbst die »erzogenen« Damen hereinfallen, haben Sensationsprozesse in der letzten Jahre erst wieder ans Licht gezerrt: Wahrsagung, Wunderheilung, Medien und andere Dinge bilden Herde hysterischer Massenerregung heute »wie am ersten Tag«. Und werden sie vermutlich am letzten noch bilden, eben aus der Wirkung heraus, die alles Ungewöhnliche und sinnlich Packende aufs Ewig-Weibliche ausübt.

Fraglich ist nur, wie weit man bei alledem die »hysterische« Epidemie rechnen soll. An den kraß hysterischen Charakter der mittelalterlichen Bewegungen reichen heute nur einzelne in jeder Epidemie heran. Die große Masse bietet Zeichen, die in Sensationslust, Neugierde, Beschränktheit, Tollheit ohne Grenze verfließen. Es ist bezeichnend, daß der motorische Typus der Ansteckung gegenüber dem halluzinatorischen weitaus überwiegt – der leichtere heißt das gegenüber dem schwereren. In motorische Unruhe und ihre krankhaften Ausartungen hineinzugeraten, ist ja viel leichter, als in visionäre Zustände: schon die einfache Erschöpfung *beginnt* mit jener und *gipfelt* in diesen; in der Hypnose glückt es ungleich öfter, motorische Erscheinungen als halluzinatorische oder auch nur sensorische (wie Gefühlsverlust) einzugeben, und die kindliche Hysterie, die leichteste Krankheitsvariante, ist nur selten halluzinant. Weiter als bis zur Erinnerungstäuschung, Ausschmückung, Aufschneiderei, Phantasielüge ist der Intellekt bei vielen nicht zu kriegen. Das sind ohne Zweifel Zeitfrüchte. Es fehlt eben heute, was dem späten Mittelalter eignete: die unausgesetzte Befassung der Seele mit übersinnlichen Möglichkeiten, ihre Einstellung in diese Erlebnisrichtung. Das Leben ist viel nüchterner geworden, bis in die weltentlegensten Winkel hinein. Und die Typen der hysterischen Epidemie, die uns geblieben sind, wären etwa diese: einmal die motorischen Kinderepidemien. Den Herd gibt sehr oft die Chorea ab, jene motorische Erkrankung, die in Grimassen, Schlenkern der Glieder, ständiger Unruhe sich äußert und (eine rein physische Heimsuchung!) auf septischem Boden zu erwachsen scheint, denn sie steht mit dem Gelenkrheumatismus und der Herzentzündung in einem noch unaufgeklärten Zusammenhange. Die Raschheit der Ausbreitung durch Nachahmung ist Ärzten und Lehrern bekannt, und ein choreatisches Kind gehört darum schleunigst aus der Kindergemeinschaft abgesondert.

Von echter Hysterie braucht nun unter den Opfern gar keine Rede zu sein. Es ist eben die kindliche die kindliche Organisation, die unwiderstehlich zum eigenen Miterleben des erblickten Bewegungsspieles hingerissen wird, genau wie alle Unarten aufs Kind so rapide ansteckend wirken. Zwischen kindlicher Unart und kindlicher Hysterie fließt die Grenze und entzieht sich jeder Möglichkeit sachverständiger Bestimmung: im neunten Kapitel meiner »Grundlinien einer Psychologie der Hysterie« habe ich davon ausführlich erzählt. Natürlich kann beim ferneren Umsichgreifen eine solche anfänglich rein motorische Ansteckung noch intellektuelle Färbung annehmen, aber auch die nuanciert sich ganz allmählich von den normalen kindlichen Zügen her: die Wachträumerei und das Aufschneiden sind die Grundtönung der Mischung. Sie sind es (und damit kommen wir zum zweiten Typus von Epidemien) auch bei den Weibern, die sich um ein Wunder, eine Vision, eine Heilung scharen. Eigentliche Hysterie fehlt meistens. Aber die ins Krankhafte wachsende motorische Erregung, die mit Herumstehen und Schwatzen anhebt und mit schamlosen Tänzen und Purzelbäumen enden kann, zieht eine krankhafte Veränderung auch der intellektuellen weiblichen Züge nach sich, steigert die Sucht, Überliefertes ausgeschmückt weiterzugeben, zur krassen Selbsttäuschung über unmittelbar Erlebtes, läßt tausend heimliche Wünsche Väter von Gedanken, d. h. von Vorstellungen, Erinnerungen, Berichten werden und die alltäglichen Illusionen, wie die spukhafte Verzerrung der Dinge im Halbdunkel, zu halluzinatorischer Macht anschwellen, die ja immer zugleich schöpferische Macht ist und das Gesehene dem, was man zu sehen wünscht oder fürchtet, anpaßt. Es ist das Bild des übererregten Weibes, das sich hier entwickelt und da eben die Hysterie in der geradlinigen Fortsetzung der weiblichen Psyche ins Krankhafte hinein liegt – Anima feminina est naturaliter hysterica, möchte man das kirchenväterliche Wort variieren – so färbt mit fortschreitender Erregung diese selber sich mehr und mehr in den Tinten hysterischer Symptombil-

dung. Es braucht nur noch eine Macht da zu sein, die bewußt oder un-
bewußt oder auch nur mit Eingebungen arbeitet, auf die krankhafte
Gestaltung der Erlebnisse sich ernstlich einläßt, hier und da eine Möglichkeit einräumt, und die hysterischen Symptome werden wie die Pil-
ze nach dem Sommerregen aus dem Boden der Weiberseele schießen.
Gerade die »Gegensuggestion« kann das bewirken, weil sie eben solch
ein Eingehen auf die Hysterisierung selber ist: die »Beschwörungen«
der mittelalterlichen Priester, die die Epidemien mindestens so oft
verschlimmert wie beruhigt haben, lehren es. Heute pflegt selbst der
katholische Pfarrer so zu bremsen, daß er der Erregung im Anfange
durch Vernunftreden steuert: mehr und mehr geht die römische Kirche zur evangelischen Verlegenheitspraxis über, Wunder und Zeichen
als zwar möglich, faktisch aber doch nur in verflossener Zeit geschehen zu lehren. Sie gibt damit einen Machtposten preis – aber manche
hysterische Epidemie wird sie so im Keime ersticken … Kurzum, es ist
das Weib in seiner krankhaften Fortbildung zur Hysterie hin, es sind
alle Stufen dieses Weges, was die »hysterische« Epidemie konstituiert
– anders gesagt eben: was jeder, hauptsächlich von Weibern gespeis-
ten Epidemie hysterische Tönung verleiht; gleichzeitig aber enthält
der »Zeitgeist« in seiner hysteriefeindlichen Eigenart dem Boden der
Frauenseele den Dünger vor, welcher allein die Aussaat der Hysterie in
die Halme schießen läßt, und erschwert schließlich noch mit allerhand
Hemmungen der Hysterisierung den Weg. Sind also mit eherner Not-
wendigkeit alle Weiberepidemien hysterieartig, so hängt es doch von
der zeitlichen, der örtlichen Lokalisation, hängt es von diesen und jenen Zufällen der Entstehung ab, ob sie als Ganzes oder auch nur in einer auffallenden Ziffer von Opfern wirklich hysterisch werden. Sie
können und haben zwischen dem bloß Weibischen und dem kraß Hysterischen alle nur denkbaren Übergänge durchlaufen. – –

Um also die Struktur der hysterischen Epidemie noch einmal zu
überblicken! Der Herd kann jede beliebige seelische, ja körperliche Er-

krankung (wir gedenken der Chorea), kann ebensogut deren Simulation, kann unüberlegtes und zweckbewußtes Krankheitsgerede (wir sprachen schon gelegentlich der Hypochondrie von diesem Falle) sein. Die ersten Opfer: alle möglichen Psychopathen. Den bloßen Zulauf liefern Neugierige, Sensationsbedürftige, meist Weiber und Kinder (sofern sie nicht gehindert werden). Deren erste Erregung, ihr Wachsen ist keiner "Suggestion«, sondern der Einfühlung auf die Rechnung zu setzen. Die Eingebung bringt erst die einzelnen leuchtenden Farben ins Bild; und im Bunde mit der steigenden Einfühlung »orgnisiert« sie die Epidemie, die nun, je breiteren Zulauf sie umspannt, desto mehr hysterieartiges Gepräge erhält. Daß ein hineingeratener Geisteskranker, eine stramme Hysterika, ein toller Maniakus neue, sekundäre Herde bilden, die den ersten ersetzen und die Farbe der Epidemie nuancieren, ist gar selten. Und daß selbst die Einredung eine helfende Macht sein kann, indem sie besonnenere Leute dazu bringt, »sich die Sache doch einmal mit anzusehen«, worauf dann die Einfühlung auch diese Gemüter gefangen nimmt – soll nicht ganz übersehen werden.

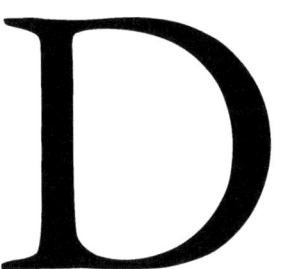

AMIT wäre aber auch erschöpft, was über die Struktur seelischer Epidemien gesagt werden kann. Ein bißchen mehr als das öde Schlagwort »Suggestion« ist's ja doch immerhin. Wir sind, um dieses Ergebnis zu erhalten, den Weg eine Analyse der seelischen Übertragungsmöglichkeiten gegangen und haben nur gelegentlich auf die Erfahrung uns gestützt. Jetzt blicken wir zurück und blicken auf das ganze große Material, das die Lehre von den geistigen Epidemien zu Verfügung hat, und wir dürfen befriedigt sagen: es stimmt. Es stimmt vor allem recht vortrefflich, wenn wir die von sachverständigen Zeitgenossen beobachteten Epidemien ins Auge fassen, und es stimmt am meisten angesichts der wertvollsten derartigen Protokollierung, die in den letzten Jahren erfolgt ist: derjenigen des Würzburger Psychiaters Weygandt. Ich empfehle dem Leser, diesen »Beitrag zur Lehre von den psychischen Epidemien« als erfreuende Probe auf unser analytisches Exempel zu studieren. Es verlohnt die Mühe.

Ich empfehle ihm auch, nunmehr ohne die Brille des Suggestionsschlagwortes die interessanten und manchmal pikanten Geschichten zu lesen, die er vielleicht von mir zuhören gehofft, die den Calmeil und Regnard, den Wicke und Hecker und Stoll nachzuerzählen ich aber wirklich keinen Anlaß hatte. Die Wissenschaft von den seelischen Massenkrankheiten kommt nicht vom Fleck, wenn sie in der ewigen Wiederholung dieser Dinge sich gefällt. Ohne Zweifel ist jeder neue historische Beitrag willkommen, jede Ergänzung und Korrektur der alten nicht minder. Die brennende Aufgabe aber ist *nicht* mehr Sammlung und Beschneidung von Tatsachen, in deren Überfluß wir fast ersticken, sondern *Erleuchtung der ursächlichen Zusammenhänge an der Hand psychologischer und psychopathologischer Analyse.* Dieses Stadium der Untersuchung ist freilich allemal das schwierigste, und darum wird es mit Vorliebe übersprungen. Erst stapelt man Stoff auf, und nachher möchte man ihn gleich »erklären«, ein »Gesetz« darin finden. Von der Rückständigkeit zur Übereilung. Dazwischen liegt das Wesentliche, das Verstehen der Tatsachen, der einzelnen nämlich, als Wirkungen der und der Ursachen. Der alte Theophrastus Bombastus aus Hohenheim, den seine Zeit und die Geschichte Paracelsus nannte, hat einen Versuch in diese Richtung gemacht. Einen, der uns wunderlich genug bedünkt, selbstverständlich; doch immerhin einen Versuch. Und der alte Hecker, der dreihundert Jahre später über die Volkskrankheiten des Mittelalters schrieb, tappt schwerfällig zwar, aber ehrlich und angestrengt den gleichen Weg. Nachher ist die hypnotische Hochflut gekommen, haben die Schwarzkünstler von Nancy und ihre Zauberlehrlinge die Scheidemünze der Suggestion in den Umlauf gebracht, und nun glaubt man damit die Forschungspassiva decken zu können. In Wirklichkeit ist's der Bankrott dieser ganzen Unternehmung ... Wollen wir nicht lieber wieder des Theophrastus Bombastus Spuren suchen und die Details des ungeheuren Stapelmaterials einzeln zu verstehen, ihre Ursachen und Wirkungen einzeln aufzudecken uns mühen?

Dafür bieten sich zwei Hilfsmittel, und beide müssen benutzt werden. Das eine ist die *psychopathologische Analyse von Vorgängen, die den historischen Massenerkrankungen ähnlich, analog sind.* Dies haben wir auf den vorstehenden Blättern versucht. Die Art, wie überhaupt seelische Dinge mit- und nacherlebt werden, die Formen und Komponenten der krankhaften Erregung, die Struktur der Hysterie, die Wege der hypochondrischen Ansteckung – auf alles dies muß man sich besonnen haben, will man am geschichtlichen Material nicht ins Blaue hinein schustern und sich gleich wieder irgendwelchen Konstruktionen verschreiben. Es ist die Arbeit der vorbereitenden Analyse, die aller Aufsuchung von Ursachen voraufgehen muß; auf wieviel Kausalketten, die sonst verborgen geblieben wären, hat solche vorbereitende Analyse nicht schon den Blick gelenkt – von der Entdeckung des Neptun, der als Störungsursache auftrat, aus den allgemeinen Störungsgesetzen bis zur Ableitung der rheumatischen Erkrankungen aus der Halsentzündung, deren verbundenes Auftreten altbekannt und deren ursächliche Verknüpfung doch erst aufgrund des Einblicks in den gemeinsamen »septischen« Charakter möglich wurde! Das ist das eine. Das andere, ebenso Wichtige ist die *Protokollierung, das Studium jeder einzelnen Massenerkrankung, die vor unseren Augen sich abspielt.*

Ein solches Protokoll ist, wie ich vorhin schon erwähnte, vor zwei Jahren von Weygandt, dem Würzburger Psychiater, veröffentlicht worden. Es wiegt Bände von hypothetischen Erklärungen historischer Epidemien auf. Die »einheitliche« Deutung, die gequälten Ableitung aus einem Prinzip, zerstiebt vor den Vorgängen, die da mitgeteilt werden, in alle Winde. Der Herd: ein phantastisch erregtes, hysterisches Schulmädel. Das erste Opfer: die Mutter. Ursache: eine Mischung von Dummheit und Stolz, Stolz auf das Wunderkind. Suggestion? Man kann nur lachen bei dem Gedanken. Warum sollte die Alte die Erscheinung nicht glauben, wenn sie eitel und einfältig genug ist? Die Ursache des weiteren Zulaufs: Neugierde. Allmählich tritt Erregung ein; natürliche Erregung – man müßte sich ja wundern, wenn sie ausbliebe! Die Leute fangen an zu singen und zu beten. Staunt einer darüber? Jetzt schickt die Behörde Gendarmen zum Bericht und zur Einrenkung der Ordnung. Wer die Masse kennt, weiß den Erfolg im voraus: nun geht der Taumel erst recht an. Gewalt peitscht durch ihr bloßes Auftauchen jede Erregung in die Höhe. Suggestion? Man muß ganz gottverlassen sein, wenn man dafür das nichtssagende Wort heranholt. Ein paar Heilungen treten auf – zum ersten Male also die Andeutung der Suggestion; wenn nämlich das Gerücht davon nicht bloß eben »Gerücht« war, eine in dem erhitzten Gemüt entstandene und gefärbte Vermutung. Endlich gelingt es durch Zureden des Pfarrers (der sich von Anfang an verständig, wenn auch zu zurückhaltend benahm), die Sache ins Abflauen zu bringen. Das Kind hört auf zu halluzinieren, die Gläubigen verlaufen sich – – aber nun taucht ein sekundärer Herd auf: ein erregter Schwachsinniger läuft zu dem »geweihten« Orte und sammelt ein neues Fähnlein von heruntergekommenen Personen, wahrscheinlich auch Psychopathen, um sich. Doch die Erregung dieses Menschen steigert sich, sie artet in Tobsucht aus, er muss in die Irrenanstalt gebracht werden und stirbt dort. Diese Katastrophe wirkt wie eine kalte Dusche auf die erhitzten Köpfe des Dorfes und bereitet der seltsamen Geschichte ein radikales Ende. Interessant ist, was nachträglich die Männer als Grund ihrer Beteiligung anführen: sie hätten sich erst vor den erregten Weibern gefürchtet, zu widersprechen, dann redeten die Weiber so lange an ihnen herum, bis sie sich die Sache ansahen, und als sie einmal hineinverwickelt waren, wollten sie sich den Schwindel nicht eingestehen und wollten recht behalten: wer denkt dabei nicht an das Kind, das so lange sich darauf versteift etwas nicht getan zu haben, bis es selber an seine Lüge glaubt und in Tränen und Zorn ausbricht, wenn trotzdem einer zweifelt? –

Genug. Wer das Protokoll Weygandts (das noch von einer zweiten Epidemie erzählt und in eine recht verständige und nüchtern Analyse seiner Mitteilungen ausklingt) liest, der wird Schritt für Schritt an unsere Überlegungen sich erinnert fühlen. Solche Untersuchungen aber dürfen unmöglich dem Zufall und dem Interesse eines Einzelnen überlassen bleiben. Hier muß der Staat, müssen, wenn er nicht will oder kann, wissenschaftliche Gesellschaften einspringen. Ich weiß es nicht besser zu sagen, als ich es kürzlich schon einmal gesagt habe und stelle darum die Sätze aus einem Essay in der »Neuen Rundschau« nochmals hierhin: »Da ist im Kleinen alles, was einst im Großen war. Und wir stehen davor, wie der Geolog vor seinen Gletschern und Moränen und Findlingsblöcken, die ihn eines der gewaltigsten Stücke Erdgeschichte ahnen und erdeuten lassen. Darum sollte keine Mühe uns zu sauer sein, solche Schauspiele mitanzusehen. Warum entsendet der Staat nicht längst Psychiater dorthin, wo immer eine Epidemie aufglimmt? Er bezahlt doch die Beobachtung einer Sonnenfinsternis und das Studium tropischer Seuchen; ja sogar das platonische Vergnügen, den Pol zu erreichen. Wird die Erforschung der Menschenseele jemals so hoch in Kurs kommen?«

Gewiß, ohne Widerstand, Hemmung und Ärgernis wird's dabei nicht abgehen. Der Glaube hat seit Kopernikus' Tagen lernen müssen, sich vom Wissen zu unterscheiden und mit unbequemen Ergebnissen der Forschung seinen Modus vivendi zu finden. Schritt für Schritt; und heute ist er schon bis hart an die Lehre Darwins gekommen. Über ein Kurzes wird auch der Strenggläubige die Deszendenz akzeptieren dürfen. Die Seelenkunde aber ist ein Zipfel der Erkenntnis, auf dem noch immer beharrlich die Kirche sitzt. Sie fürchtet (wie in allen Fällen vorher) sich selber preiszugeben, wenn Sie die methodische Erforschung des Seelenlebens anerkennt. Auch ist sie (mit Recht) verärgert durch das Schlagwort von der »Psychologie ohne Seele«, das richtig gemeint war und dem Glauben geradezu entgegenkommt, aber im weiteren Gebrauch eine überflüssige Spitze gegen die Seelengläubigen erhielt. Immerhin, schon sind Männer im Priesterrock auf einem Kongreß für experimentelle Psychologie erschienen. Die Anerkennung der Psychopatholoogie wird folgen, unvermeidlich – und am Ende unvermeidlich auch die Anerkennung der völkerpathologischen Untersuchungen.

Warum erst am Ende?

Weil in den seelischen Massenerkrankungen Dinge von kolossalem Wertinhalt sich zugetragen haben. Das Religiöse gerade ist fast überall und immer in krankhaftem Gewande in die Geschichte eingetreten und hat auf den Flügeln seelischer Massenkrankheit seine Ausbreitung, seine entscheidenden Umbildungen erlebt. Die Wunder liegen dicht bei den Erscheinungen der Hysterie, und die Offenbarung wohnt im psychopathischen Gehäuse. Die Wissenschaft aber hat nicht immer die Grenzen ihrer Aufgaben zu finden gewußt. Sie sind dort, wo die Wertungen anfangen. Wenn das Religiöse aus dem Krankhaften entsproß, so hat die Wissenschaft diese Kausalkette darzulegen; und wenn der Glaube sich dagegen wehrt, so ist er befangen und wird er schließlich nachgeben müssen. Nicht aber hat die Wissenschaft, nie und nirgends hat sie zu entscheiden, ob jener Zusammenhang das heilig Gehaltene an seiner Heiligkeit schädige. Man muß immer wieder zu dem alten Vergleich seine Zuflucht nehmen: die Perle ist eine Mißbildung der Muschel, ein Krankheitsprodukt; das hat die Wissenschaft festgestellt; aber wer möchte der Wissenschaft das Recht einräumen, fortzufahren, daß *folglich* die Perle nichts Schönes sein könne? Jeder würde sie auslachen. Im Bereich der »geistigen« Werte ist dieses Grenzbewußtsein noch immer mangelhaft. Noch immer wettern die Philologen gegen die

Pathologen, die der Krankheit der Genies nachspüren – als ob Krankhaftigkeit das Geniale beeinträchtige! – aber freilich, es hat nicht an Pathologen gefehlt, die es so gemeint haben. Der Patholog zeigt eine Offenbarung als hysterische Vision auf; sagt der Priester: unmöglich, es war eine Offenbarung – so ist er im Unrecht; sagt aber der Patholog: es war also keine Offenbarung, sondern Krankheitserscheinungsymptom – so ist auch er im Unrecht. Das Geschehnis ist, wissenschaftlich gesehen, Krankheitserscheinungsymptom, und doch kann niemand dem religiösen Bedürfnis wehren, es als Offenbarung zu bewerten. Und so weiter. Der Leser findet selber genug Beispiele, um die Sonderung an ihnen sich klarzulegen.

Es steht ebenso im Bereiche der geistigen Epidemien. Was aus ihnen hervorgegangen ist, kann Gutes, Schönes, Wahres, kann Heiliges sein. Das entscheidet die Psychopathologie nicht, das tastet sie nicht an. So wenig, wie es ihr umgekehrt die Untersuchung verwehrt. Es gibt kein Entweder–Oder, Krankhaft oder Heilig? Jenes ist das Ergebnis der Wissenschaft: krankhaft; und dieses das Erlebnis des Glaubens: heilig. Aber das Erlebnis darf so wenig beanspruchen, die Ergebnisse umzustoßen, wie das Ergebnis, die Erlebnisse zu bestreiten. Verfehlen die Hüter des Glaubens die Grenze – es ist für uns, die Hüter des Wissens und Forschens, kein Grund, es ihnen nachzutun. Nur so ist *Völkerpathologie als Wissenschaft möglich*, und in ihr jener Abschnitt von Erkenntnis, der sich auf die völkerpathologische, sozialpathologische (oder wie man sonst will) Erscheinungsgruppe der geistigen Epidemien bezieht. Gerade *wir* sollten von den Verwechslungen genug haben! Ist es doch nur ein Stück derselben Vermengung von Forschung und Wertung, was wir am Anfang unserer Betrachtungen tadelten: die Benutzung des Wortes: »Krank« als eines Schimpfes. »Rettungen« und ihr Gegenteil (eine Bewegung nicht sündhaft, sondern krankhaft; nicht heilig, sondern krankhaft) sind nicht nur soweit im Recht, als sie Übergriffe der Gegenseite (sündhaft! nicht krankhaft; Besessenheit! nicht

Hysterie) zurückweisen. Sie setzen sich ins Unrecht in dem Augenblicke, wo sie, anstatt mit der reinlichen Scheidung zu schließen, den Spieß, das »sondern«, umkehren.

Warum so oft Krankheit der Weg zur Schöpfung, zur Vernichtung, zur Umbildung großer oder kleiner Werte ist: es kann keine Frage der Wissenschaft sein. Es ließe sich denken, daß ein Philosoph diese Frage stellte. Gewiß, eine Metaphysik der Krankheit ist möglich. Sie ist noch nicht geschrieben; aber wenn sie einmal geschrieben wird, so wird sie, wie alle Metaphysik, auf dem Blatte des Glaubens und nicht des Wissens stehen. Wird sie unabhängig sein von der Existenz und dem Stande einer Völkerpathologie als Wissenschaft. Wie alles Glauben vom Wissen: der Idealismus des Helmholtz ist nicht um ein Gran vollkommener als der Platons, die grandiose Einsicht Kants in die Möglichkeiten des Erkennens vertrug sich mit der denkbar kümmerlichsten Psychologie, und wer möchte die Ethik Wundts, die alle Ergebnisse sittengeschichtlicher Forschung benutzt, mit gutem Gewissen jener der Stoa oder des Christentums überlegen heißen? – Wahrlich, der Philosoph der seelischen Volkskrankheiten braucht keine Minute auf den Erforscher, doch dieser ebensowenig auf den Philosophen zu warten.

. . . Den Erforscher ein Ende auf seinem Wege zu begleiten, ist die Absicht dieser Blätter gewesen. Vielleicht bedünkt manchen Leser der Weg des Philosophen reizvoller. Das ist Geschmackssache; und weil sich darüber, nach einer alten Weisheit, nicht streiten läßt, so hoffe ich auch von den Enttäuschten in Frieden zu scheiden.

Editorische Notiz

Als Druckvorlage diente das Exemplar der Diözesanbibliothek Köln (Signatur: Db 4824,07). Die ursprüngliche Schreibweise und Interpunktion wurden beibehalten. Da nur sehr wenige Fehler zu bemerken waren, konnte ich auf Verbesserungen fast gänzlich verzichten. Stilistische Eigenheiten, etwa verschraubt wirkende Satzkonstruktionen und eigenwillige Interpunktionen, habe ich unangetastet gelassen. Die vom Jugendstil beeinflusste Buchgestaltung kann in diesem Nachdruck nur angedeutet werden, etwa durch die übergroßen Initialen, die in der Originalausgabe von 1906 dekorativ ausgestaltet sind. Die faksimilierten Seiten im Anhang vermitteln einen optischen Eindruck der von Martin Buber herausgegebenen Reihe »Die Gesellschaft«. Mit der vorliegenden Ausgabe wird Hellpachs Monografie erstmals neu ediert.

Nachwort

Willy Hellpach (1877-1955) war Arzt, Psychologe, Journalist, Politiker. Er promovierte 1899 in Psychologie bei Wilhelm Wundt in Leipzig und 1903 in Medizin bei dem Psychiater Franz Nissl in Heidelberg. Nach einer psychiatrischen Ausbildung u. a. bei Emil Kraepelin in Heidelberg und Hermann Oppenheim in Berlin praktizierte er als Nervenarzt in Karlsruhe und habilitierte sich 1906 an der dortigen Technischen Hochschule, wo er 1911 zum außerplanmäßigen Professor ernannt wurde, 1920-25 als planmäßiger Professor für angewandte Psychologie tätig war und das Institut für Sozialpsychologie aufbaute. Auf seine herausragenden politischen Aktivitäten soll hier nicht näher eingegangen werden. So war er 1924/25 als Mitglied der linksliberalen Deutschen Demokratischen Partei (DDP) Staatspräsident von Baden, saß – nach seiner vergeblichen Kandidatur bei der Reichspräsidentenwahl 1925 – von 1928 bis 1930 im Reichstag und zog sich anschließend von der Politik zurück. Bemerkenswert sind die Ehrungen, die er in seinen letzten Lebensjahren nach dem Zweiten Weltkrieg erfahren hat; so wurde ihm 1953 die Paracelsus-Medaille der deutschen Ärzteschaft verliehen. Hinsichtlich seiner Biografie sei auf einschlägige Übersichtsartikel verwiesen.[1] Die zahlreichen Studien zu seinem Leben und Werk können hier nicht berücksichtigt werden, die sich im Einzelnen mit seiner Sozial- , Völker- und Geopsychologie, seinen politischen und pädagogischen Auf-

---

[1] https://www.wikiwand.com/de/Willy_Hellpach (20.05.2022); Neue Deutsche Biografie (NDB), Bd. 8, Berlin 1969, S. 487-488; Online: http://www.ndb.badw-muenchen.de/).

fassungen sowie seinen Beiträgen zur Geistesgeschichte beschäftigen. Heute gilt er vor allem als Wegbereiter der Geo- bzw. Umweltpsychologie. Hellpach habilitierte sich 1906 mit der Schrift: „Grundgedanken zur Wissenschaftslehre der Psychopathologie".[2] Im selben Jahr erschien in der von Martin Buber (1878-1965) herausgegeben Schriftenreihe „Die Gesellschaft. Sammlung sozialpsychologischer Monographien" als Band XI seine Schrift „Die geistigen Epidemien". Gleichzeitig veröffentlichten auch andere namhafte Wissenschaftler in dieser Reihe essayistische Abhandlungen zu ihren jeweiligen Fachgebieten, darunter Werner Sombart (Bd. I: »Das Proletariat«), Georg Simmel (Bd. II: »Die Religion«), Ernst Schweninger (Bd. VII: »Der Arzt«) und Fritz Mauthner (Bd. IX: »Die Sprache«). 15 weitere Bände wurden »zunächst in Aussicht gestellt«, wie es in der Anzeige heißt (siehe Anhang), von denen aber einige nicht realisiert werden konnten. Immerhin erschienen zwischen 1906 und 1912 36 Bände – ein Panorama der zeitgenössischen Sozialwissenschaften, das von der außerordentlichen Offenheit und undogmatischen Herangehensweise des Herausgebers zeugt.

Hellpach widmete seine Schrift dem »Andenken unseres P. J. Moebius« und zitiert dabei – nicht ganz exakt – aus Goethes »Faust I«: »Mit Euch, Herr Doktor, zu spazieren, ist ehrenvoll und ein Gewinn . . . «. Diese Worte richtet Fausts Famulus Wagner an den Meister auf dem Osterspaziergang in der Szene »Vor dem Tor«. Paul Julius Moebius (oder Möbius; 1953-1907) war damals einer der tonangebenden Neurologen und Psychiater. Er entstammte einer Gelehrtenfamilie, konnte jedoch trotz seiner Habilitation 1883 keine universitäre Position erlangen. Er arbeitete in Leipzig in privater Praxis als Nervenarzt und widmete sich insbesondere der Elektrotherapie. Seine Schriften waren in der Fachwelt anerkannt, aber auch darüber hinaus fand er als Autor von populären Sachbüchern Anklang.

2   Habilitationsschrift zur Erlangung der Venia Legendi in der Psychologie an der Großherzoglich Badischen Technischen Hochschule Fridericiana zu Karlsruhe.

Inwieweit Hellpach Möbius persönlich kennengelernt hat, müsste eigens recherchiert werden. Dass er ihm in Leipzig begegnet ist, erscheint wahrscheinlich, da Hellpach ab 1897 zusätzlich Psychologie in Leipzig bei keinem geringeren als Wilhelm Wundt (1832-1920) studierte und bei diesem auch zum »Dr. phil.« promovierte. Möbius starb am 7. Januar 1907, sodass die Widmung wohl kurz vor Drucklegung eingefügt worden ist. Die Frage, ob Hellpach sie ursprünglich vorgesehen hatte, ist nicht zu beantworten.

1900 veröffentliche Möbius den später in zahlreichen Auflagen erschienen Essay »Über den physiologischen Schwachsinn des Weibes« (Halle/ Saale). Diese Schrift löste ein lebhaftes kontroverses Echo aus. Zuvor hatte er in den 1880er und 1890er Jahren zur Problematik der Nervosität und Hysterie, Standardthemen der zeitgenössischen Nervenheilkunde, grundlegende Schriften verfasst, wobei er sich insbesondere für psychologische Krankheitsursachen interessierte. So lassen sich Anklänge von Möbius' Denken in Hellpachs Schrift finden, wenn er etwa die Hysterie des »Weibes« thematisiert und auf seine Anfälligkeit für die geistige Ansteckung bezieht. Somit ist die Widmung der vorliegenden Schrift plausibel. Das Ausmaß des Einflusses von Möbius auf Hellpach kann freilich an dieser Stelle nicht eingeschätzt werden und bleibt speziellen Studien vorbehalten. (Zur Frage der größeren Suggestibilität der Frau siehe unten.) Er war wohl mindestens ebenso von Wilhelm Wundt beeinflusst, der die geistigen Fähigkeiten der Frau anders als Möbius einschätzte. Dies zeigte sich in der Debatte über das von Wundt befürwortete Frauenstudium um 1900 in Leipzig, der – im Gegensatz zu Möbius – zu Protokoll gab, dass die Frau »nach bestimmten Richtungen hin die gleichen Fähigkeiten hat wie der Mann.«[3] Dieser Widerspruch hinderte Hellpach offensichtlich nicht daran,

---

3   https://www.universitaetsarchivleipzig.de/duerfen-frauen-studieren-pro-und-contra-2/
    (1.06.2022)

beide Persönlichkeiten gleichermaßen als wissenschaftliche Autoritäten zu verehren.

Wie komme ich dazu, seine Schrift von 1906 jetzt wieder abzudrucken? Sie erscheint inhaltlich wenig ausgereift, ihre essayistische Form liefert kein systematisches Konzept im Sinne wissenschaftlicher Fachliteratur, der Sprachduktus ist mitunter schwerfällig und bietet keine flüssige und gefällige Prosa. Was Hellpach mit den »geistigen Epidemien« ins Auge fasst, ist inhaltlich wenig originell und bewegt sich im üblichen Rahmen, wie er sich ab Mitte des 19. Jahrhunderts etablierte – beispielsweise bei Carl Gustav Carus (1789-1869), der sich vor allem am medizinhistorischen Standardwerk von Justus Hecker (1795-1850) orientiert hat.[4] Warum sollten wir uns also gerade mit Hellpachs Schrift befassen?

Aus meiner Sicht ist sie aus mehreren Gründen interessant. Sie erschien in der Zeit um 1900, in jener Epoche also, in der sich auf politischem, sozialem, kulturellem und wissenschaftlichem Feld ein tiefgreifender Umbruch bemerkbar machte. Das Deutsche Kaiserreich war auf dem glanzvollen Höhepunkt seiner Macht angelangt, zugleich hatten sich soziale Emanzipationsbewegungen, nicht zuletzt die Arbeiterbewegung, etabliert. Mit dem wissenschaftlich-technischen Fortschritt wuchs auch – vor allem in Deutschland – eine zivilisationskritische und kulturpessimistische Einstellung, die sich in Lebensreform- und Naturheilbewegung massenwirksam entfaltete und der »Dekadenz« Einhalt gebieten wollte. Dem entsprach die rassenbiologische Degenerationslehre, die für die Medizin und insbesondere Psychiatrie maßgeblich werden sollte. Wie für die meisten seiner akademischen Zeitgenossen in Deutschland war auch für Hellpach Goethe eine, wenn nicht *die* bestimmende Gestalt des Geisteslebens, dessen Namen nicht nur im Motto auftauchte. (S.12 und 44) Zum Bildungskanon gehörte auch Shakespeare, dessen »Sommernachtstraum« er streift.

---

4   Vgl. Carl Gustav Carus: *Ueber Geistes-Epidemien der Menschheit* [1852]. Mit Anmerkungen und einem Nachwort herausgegeben von Heinz Schott, Norderstedt 2022.

(S. 10) Wenige Jahre vor der Veröffentlichung seiner Schrift war Thomas Manns erster Roman »Die Buddenbrooks« (1901) erschienen, auf den er zweimal anspielt. (S. 10 und 58)

In einer längeren Passage über den Fall »Elly« (S. 11 bis 18) wird deutlich, dass Hellpach sich in jener Zeit intensiv mit der Prostitution als sozial-pathologischem Phänomen auseinandergesetzt hat.[5] Vor allem interessierte ihn die Gemengelage von »angeborener Abnormität« und dem »sozialen Milieu« als prägendem Faktor. So kritisierte er die Auffassung von der »geborenen Prostituierten«: »Ein Hauptstück ist wohl angeboren. Aber nun kommt das Leben, und es kann noch sehr Verschiedenerlei aus dem Geborenen machen. Es kann eine Strauchhure daraus machen, aber ebensogut eine Hausfrau, Gattin und Mutter, nicht zärtlich, mit stillem Seufzen die eheliche Pflicht leistend, nicht sehr kinderlieb, nicht sehr feinfühlig und taktvoll, dafür gewissenhaft (Gewissenhaftigkeit ist oft die Form, wie die sittlich Indifferenten moralisch bleiben) und korrekt.« (S. 15) Letztlich geht es also bei der Verursachung von individueller Abnormität bis hin zur Geisteskrankheit um das Kräfteverhältnis zwischen Angeborenem und Umwelteinflüssen.

Offenbar war Hellpach nicht näher über die zeitgenössische Bakteriologie informiert oder an ihr interessiert, was man seiner Bemerkung über Typhus und Cholera entnehmen kann. (S. 21) So war die Kontroverse über die Ursache der Cholera, wie sie zwischen Robert Koch und Max von Pettenkofer geführt worden war, zu Anfang des 20. Jahrhunderts längst zugunsten von Koch entschieden, der 1884 auf einer Expedition nach Indien erstmals den Cholera-Erreger nachweisen konnte. Hellpach war ein sozialpsychologisch und psychiatrisch hervorragend ausgebildeter Arzt und Psychologe, die naturwissenschaftlich-biologischen Umbrüche der Medizin interessierten ihn jedoch weniger. Seine an Kraepelins Lehre von den Geisteskrankheiten (zirkuläres Irresein versus Dementia praecox oder »Ju-

---

5   Vgl. Willy Hellpach: *Prostitution und Prostituierte*. Berlin 1905 (Moderne Zeitfragen; 5).

gendverblödung«) angelehnten Ausführungen (S. 46 ff.), seine Thematisierung des Alkoholismus und der Syphilis und der von ihnen ausgehenden Psychosen (siehe u. a. S. 45), seine Anmerkungen zu Hysterie, Hypochondrie, Melancholie und Nervenschwäche (»Neurasthenie«) (siehe u.a. S. 57 ff.) markieren seine fachliche Verwurzelung in der klinischen Nervenheilkunde seiner Zeit. Zugleich verweist er auf den »durchschnittlichen Zeitgeist« im »nervösen« Zeitalter, in dem die Neurasthenie der »Boden der Hypochondrie« sei und in dem »mithypochondern« wie eine »hypochondrische Epidemie« um sich greife. (S. 58)

Neben der von Universitätspsychiatrie (Kraepelin) definierten Einteilung der Geisteskrankheiten konstatiert er – aus sozialpsychologischem bzw. -pathologischem Blickwinkel – ein »Heer der psychopathischen und neurotischen Seelenveränderungen, *Psychopathien* und *Neurosen*«, die »der ordnenden Gruppierung« spotteten: »Es [das Heer] umfaßt die Millionen, die man so gewöhnlich ›nervös‹ oder ›minderwertig‹ oder ›entartet‹ oder ›pervers‹ oder sonstwie nennt. Die krankhaften Schwindler, die geborenen Verbrecher, die Konträrsexuellen, die Haltlosen, die Angst- und Zwangskranken, die Reizbaren und Weichmütigen, das sind nur so ein paar Typen, die in dem kaleidoskopischen Gewirr der Bilder durch etwas festere Umrisse sich einprägen. Von hier verläuft sich das Pathologische ohne Grenze in den Strom gesunden seelischen Lebens.« (S. 47) Wissenschaftstheoretisch war Hellpach vermutlich am stärksten von seinem Doktorvater Wilhelm Wundt beeinflusst, der die Psychologie als akademische Disziplin etabliert hatte und in Leipzig das Institut für experimentelle Psychologie (ab 1884 als Universitätseinrichtung anerkannt) leitete. Mehrfach erwähnt er den »Altmeister der heutigen Seelenwissenschaft« (S. 41) zustimmend, ohne dies zu verabsolutieren. So meint er ganz am Ende seiner Schrift: »wer möchte die Ethik Wundts, die alle Ergebnisse sittengeschichtlicher Forschung benutzt, mit gutem Gewissen jener der Stoa oder des Christentums überlegen heißen?«[6] (S. 90)

Damals konnte Hellpach kaum etwas von der gerade entstehenden Psychoanalyse wissen, die außerhalb eines kleinen Zirkels um Sigmund Freud (1856-1939) in Wien noch weitgehend unbekannt war. Allerdings hat er den aufsehenerregenden Diskurs über die Hysterie gegen Ende des 19. Jahrhunderts, angefacht von Jean-Martin Charcots (1825-1893) Wirken in Paris, wahrgenommen (siehe unten). Wenn Hellpach schreibt: »Einer sagt etwa: Hysterie entsteht durch Verdrängung peinlicher erotischer Erlebnisse! Also rein psychisch« (S.52), so bezieht er sich vermutlich auf die *Studien über Hysterie* von Josef Breuer und Sigmund Freud (Leipzig 1895), die für die spätere Entfaltung der Freudschen Psychoanalyse wegweisend werden sollten. Und er stellt fest: bei »leichteren Psychopathien feiert die seelische Behandlung ihre Triumphe – sie, die an den endogenen Psychosen wirkungslos abprallt.« Weiter führt er aus, dass »leichte Hysterie, leichte Perversion, leichte Haltlosigkeit und wie sie alle heißen [...] fast immer durch planmäßige Erziehung oder Psychotherapie, oft in überraschend kurzer Zeit, zu beseitigen« seien. (S. 53) Gemeint sind hier die psychotherapeutisch behandelbaren »Neurosen«. Welche Art von »Psychotherapie« Hellpach jedoch konkret meint, erläutert er nicht. Wahrscheinlich wollte er vermeiden, explizit auf Hypnotismus und Suggestivtherapie bzw. das vielfach von ihm kritisierte »öde Schlagwort ›Suggestion‹« (S. 83) eingehen zu müssen – Schlüsselbegriffe der »Psychotherapie« um 1900. Er sah »die Möglichkeit echter Übertragung, echter Ansteckung, d. h. des Aufflammens in einer zweiten Psyche, die dieselbe Psychopathie in einer ersten Psyche sich abspielen sieht«, nur bei den Neurosen (»Psychopathien«), was ganz im Einklang mit der Lehre der so genannten Schule von Nancy stand, die er jedoch rundweg ablehnt, jene »Dogmatiker der allein

---

6   Wilhelm Wundt: *Ethik. Eine Untersuchung der Tatsachen und Gesetze des sittlichen Lebens,* Stuttgart 1886.

seligmachende Suggestion«, »Schwarzkünstler« eben. (S. 67) Freilich verschweigt er den Namen des universitären Oberhaupts dieser Schule: Hippolyte Bernheim (1840-1919), von dem zwei grundlegende Monografien – von Sigmund Freud ins Deutsche übersetzt – bereits 1888 bzw. 1892 erschienen waren.[7]

Die *Exercitia spiritualia* des Ignatius von Loyola seien »der grandiose Versuch, die Hysterie zu überwinden und doch den alten Seelenzustand zu erhalten« (S. 78): Hier wird wohl am ehesten deutlich, in welcher Perspektive Hellpach »Psychotherapie« begreift. Es geht ihm um die Zähmung des in Krisenzeiten verwilderten Soziallebens, die Unterwerfung krankmachender Erschöpfungszustände unter den geschulten Willen, eine »fast militärische Gesundheitspflege« à la Ignatius. Im Grunde ist das therapeutische Mittel gegen die »Hysterisierung« die planmäßige »Erziehung« insbesondere der »Weiber und Kinder« (S. 79), um ihre Fantasie und Lebenskraft in geordnete Bahnen zu lenken. An diesem Punkt wird deutlich, wie sehr Hellpach in der psychiatrischen Tradition verwurzelt ist, die unter dem Einfluss der Aufklärung im frühen 19. Jahrhundert dem Konzept der »moralischen Behandlung« (*moral treatment, traitement morale*) folgte.[8] Psychotherapie erscheint in diesem Zusammenhang als Pädagogik der Gesundheitspflege.

Neurasthenie, Psychopathie, Hysterie, Hypochondrie: schillernde Begriffe, die Hellpach nicht klar voneinander abgrenzt und die er auf den Nenner der »hysterischen Seele« bringt, die sich im sozialen Leben bei großen Teilen der Bevölkerung regulär finden lasse: »Es wird hier deutlich, *welche* Naturen am meisten zur historischen Veränderung hin veranlagt sind. Einmal überhaupt die primitiv und darum elementar Erlebenden, das

---

7 Hippolyte Bernheim: *Die Suggestion und ihre Heilwirkung*, Leipzig/Wien 1888; ders.: *Neue Studien über Hypnotismus, Suggestion und Psychotherapie*, Leipzig/Wien 1892.

8 Vgl. Heinz Schott und Rainer Tölle: *Geschichte der Psychiatrie. Krankheislehren, Irrwege, Behandlungsformen*, München 2006; hier: Kap. 47: Physische und moralische Behandlung (419-434).

Kind, das Weib, der Ungebildete, die einfacheren Kulturen. Dann aber die in einer zweiten Welt sich Tummelnden, vorzüglich also der künstlerische und der religiöse Mensch. Dem, der ganz Kausalitätstier ist, wird an jenen schon manches hysterisch anmuten, was sicher noch ganz im Bereiche des Normalen liegt.« (S. 68 f.) Etwas später bekräftigt er seine These: »Weiber und Kinder, Künstler und Schwärmer sind die ewigen – Ungebildete, Primitive, seien es ganze Zeiten, seien es einzelne Schichten zu einer Zeit, sind die historischen, die zeitlichen Träger der Hysterie.« (S. 75) Wenn Hellpach in diesem Zusammenhang anfügt: »Unter ihnen wird es ebenso leicht hysterisch gefärbte Massenerkrankung geben, wie unter den gebildeten Männern von heute Hypochondrie« (S. 76), so ist diese Aussage überraschend. Damit relativiert er die angebliche Normalität der »gebildeten Männer«, bei denen es also ebenfalls zu einer psychischen Massenerkrankung kommen kann. Dies erinnert an Freuds Vortrag »Ueber männliche Hysterie« (1886), der seinerzeit auf Ablehnung stieß.[9] Es erscheint aber eher unwahrscheinlich, dass Hellpach den betreffenden Bericht in der *Wiener Medizinischen Wochenschrift* kannte.

Hellpachs evolutionsbiologisch inspiriertes Schema ist nicht *per se* frauenfeindlich oder rassistisch. Eher ist es unterschwellig von romantischer Naturphilosophie geprägt, die von der Polarität zwischen naturnahem (»weiblichem«) Gemütsleben und geistig-aufklärerischem (»männlichem«) Verstandesleben ausging, wobei die Sympathien der Romantiker dem ersteren galten – und nicht dem »Kausalitätstier«. Unter dem Einfluss des Darwinismus wurde diese Polarität gegen Ende des 19. Jahrhunderts freilich in eine Rangfolge der Entwicklung eingeordnet und die »primitivere« Stufe tendenziell mit der »Hysterie« identifiziert.

---

9   Sigmund Freud: Über männliche Hysterie. Zweiteiliger Vortrag, gehalten in der Gesellschaft der Ärzte in Wien am 15.10. und 26.11.1886; Bericht in *Wiener Medizinische Wochenschrift* 1886, S. 1444–1447; online: https://www.freud-edition.net/ueber-maennliche-hysterie

Um 1900 gab es, wie gesagt, noch keinen öffentlichen Diskurs über die gerade entstehende Psychoanalyse. Entsprechendes gilt für die Sexualwissenschaft, die sich erst durch die Initiative von Magnus Hirschfeld (1868-1935) in der Weimarer Republik als eigenes Fach etablierte – wenngleich auch schon früher »pathologische« Erscheinungen des Sexuallebens in der Fachliteratur behandelt wurden. So war die gerichtsmedizinische Studie zur Sexualpathologie des Psychiaters Richard von Krafft-Ebing (1840-1902) um die Jahrhundertwende weithin bekannt.[10]

Insofern schlug sich in Hellpachs Schrift also noch nicht der tiefenpsychologische und sexualwissenschaftliche Umbruch des Menschenbildes nieder, der etwas später, vor allem nach den Erschütterungen des Ersten Weltkriegs, weit über die Medizin hinaus Kultur und Geistesleben stark beeinflusste. Hellpach setzt sich in erster Linie mit dem Begriff der Suggestion auseinander, der gegen Ende des 19. Jahrhunderts auf sozialpsychologischem wie psychopathologischem Gebiet eine Vormachtstellung errungen hatte – auch und vor allem ausgelöst durch das populäre Auftreten Charcots in Paris, der die (weibliche) Hysterie als neuropathologische Störung ansah, deren Symptome man durch Hypnose hervorrufen könne.

Hellpachs Kritik an der Suggestionslehre läuft darauf hinaus, dass sie zu grobschlächtig sei und die tatsächlichen Mechanismen nicht erkenne. Für ihn ist die Trias *Einredung, Einfühlung* und *Eingebung* für die psychische Ansteckung maßgeblich. (S. 30) »Die Einredung weist uns mannigfache Nuancen, vom Beschwatzen bis zum Überzeugen, allen aber ist gemein, dass versucht wird, mit Gründen der Seele des Mitmenschen eigene Erlebnisse aufzudrängen.« (Ebd.) Die Einfühlung, wie sie Hellpach versteht, entspricht dem sympathetischen Miterleben. Es fällt auf, dass er den Begriff der Sympathie kein einziges Mal benutzt. »Einfühlung nun ist das elementare Mit- oder Nacherleben fremder Seelenzustände bei der

---

10   Richard von Krafft-Ebing: *Psychopathia sexualis. Eine klinisch-forensische Studie*, Stuttgart 1886.

Wahrnehmung von deren Ausdruck.« (S. 31) Die Eingebung betreffe intellektuelle Vorgänge, die Einfühlung Gemütsbewegungen. (S. 33) So sei der Einredung wie der Einfühlung »für den Dienst der Übertragung seelischer Erlebnisse jeder ihr gesondertes Ressort zugewiesen.« (S. 34). Die »Einfühlung« sei für die geistige Ansteckung der entscheidende Faktor, betont er an anderer Stelle. Er verweist auf Schilderungen der Abenteurer und Forschungsreisenden Fridtjof Nansen, Sven Hedin, Erich von Drygalski und Henry Morton sowie auf die des preußischen Generalfeldmarschalls Gottlieb Graf von Haeseler (»Graf Häseler«). (S. 63)

Hierüber erhebe sich die *Eingebung* »mit ihrer universalen Kraft«: nämlich die Suggestion – »Fremdwort« für Eingebung, deren Wirken auch den Gelehrten noch »dunkel« sei. (Ebd.) Eingebung, Suggestion heiße: »Verwirklichung irgend eines seelischen Erlebnisses durch die Erweckung der bloßen Vorstellung von diesem Erlebnis.« Suggestionen, Eingebungen sind als Einbildungen zu verstehen. Dementsprechend begreift Hellpach auch die Autosuggestionen und spricht von »Eingebungen als Einbildungen, die nicht von einem Mitmenschen, sondern vom Menschen selber erzeugt werden, die ›Autosuggestionen‹ der gelehrt klingenden Sprache also.« (S. 36)

Sehr pointiert nimmt er zur Frage der Suggestibilität – einen Begriff, den er meidet – Stellung: »Die Eingebungsvorgänge sind [...] durchaus die Regel, durchaus das Gewöhnliche in der einfacheren, naiven, primitiven Psyche, wie heute noch das Weib sie zeitlebens, wie der Knabe sie bis zur Geschlechtsreife, wie der Ungebildete, der Bauer, Kleinbürger, Arbeiter, wie die Völker der Halbkultur und Unkultur sie heute, wie die Kulturvölker sie in ihren früheren Zeitläuften verkörpern. *Der männliche Erwachsene, gebildete Westeuropäer: das ist der Mensch, dem die Eingebung ein schwer begreiflicher Vorgang geworden ist.* Für alle minder komplizierten Seelen ist die Eingebung einfach ein Stück (und je naiver die Seele, ein desto gewaltigeres Stück) seelischer Kausalität: die bloße

Vorstellung einer Sache ist der Anfang ihrer Verwirklichung.« (S. 35) Er folgt damit dem evolutionsbiologischen Denken seiner Zeit, wonach »primitivere« Entwicklungsstufen des Individuums und der Kultur suggestibler, stärker der Kraft der Eingebung bzw. Einbildung unterworfen seien als höher entwickelte. Hypnotismus und Suggestionslehre des ausgehenden 19. Jahrhunderts haben die Allgemeingültigkeit dieser Auffassung allerdings in Frage gestellt.

Dass der Begriff der Einbildung (lat. *imaginatio*) in der medizinischen Anthropologie der Neuzeit, insbesondere seit Paracelsus, von großer Wichtigkeit ist, sei hier angemerkt. Hellpach spart ihn ebenso aus wie den der Sympathie, der in der medizinischen Fachsprache bis zur Mitte des 19. Jahrhunderts von zentraler Bedeutung war. Auf seine detaillierten Ausführungen, die manchmal einen etwas spitzfindigen Eindruck machen, sei hier nicht näher eingegangen. So sehr er sich von den gängigen sozialpsychologischen bzw. soziologischen Ansätzen abgrenzt, so wenig reflektiert er die wissenschaftshistorischen Wurzeln seines eigenen Ansatzes. Die Phänomene der mesmeristischen Praxis und deren naturphilosophischen (und später tiefenpsychologischen) Erklärungen kreisen um die Übertragung des »Lebensmagnetismus« von einem Individuum auf das andere und beruhen auf just jenen Elementen der »Suggestion«, wie sie Hellpach definiert hat. Die Ausblendung dieses Zusammenhangs entspricht dem selbstbewussten Fortschrittsglauben der universitären Wissenschaft um 1900. Man wollte mit obsolet erscheinenden »okkulten« Konzepten der Vergangenheit nichts mehr zu tun haben.

Dementsprechend distanziert sich Hellpach in einer polemischen Passage von solchen »schwachsinnigen Köpfen«: »es könnten okkulte Wellenbewegungen (›Wellenbewegung‹ ist modern, sozusagen naturwissenschaftlich tip-top) existieren, die von Nervensystem zu Nervensystem Wirkungen verpflanzten, dermaßen also, dass eine Wahnidee oder eine Stimmung auch zwischen räumlich getrennten, durch Mitteilung nicht verbundenen Menschenkindern gemeinsam werden möchte – eben durch jene Übertragung auf den Flügeln einer annoch okkulten Welle.« (S. 28) Und er merkt an: »Ansteckung im Sinne der Pathologie wäre es ja freilich auch nicht, denn die vollzieht sich mittels Bakterien (oder Krankheitsstoffen, ganz vage gesagt), nicht aber mittels Ätherwellen; Gnade uns, wenn die Seuchen und Grippen *dieses* Vehikel zur Verfügung hätten!« Es sei nun mal »noch nie und nirgends das Bruchstück eines Belegs dafür erbracht worden [...], daß geistige Bewegungen, daß irgendwelche seelischen Erlebnisse sich auf andere, entfernte Seelen ohne Mitteilung übertragen hätten«. (Ebd.) Deshalb war für Hellpach (geistige) »Ansteckung« rein metaphorisch, »also im bildlichen Sinne« zu verstehen. Übrigens hat auch Sigmund Freud Franz Anton Mesmer (1734-1815) in seinem gesamten Werk kein einziges Mal namentlich erwähnt, obwohl er – im Gegensatz zu Hellpach – telepathische Phänomene nicht grundsätzlich ausschloss.

Den sozialpsychologischen Diskurs streift Hellpach nur *en passant.* So erwähnt er zwar an einer Stelle Auguste Comte (1798-1857), der »einen Namen für eine Wissenschaft: die Soziologie« erfunden habe, geht aber nicht weiter auf ihn und seine Rezeption ein. (S. 10) So lehnt er die Lehre von der »Nachahmung« des französischen Sozialpsychologen und Kriminologen Gabriel Tarde (1843-1904) als zu oberflächlich und roh ab.[11] (S. 40) Gänzlich unerwähnt bleibt Émile Durkheim (1858-1917), ein Begründer der modernen Soziologie, der sich mit der Bedeutung des Kollektivbewusstseins (*conscience collective*) für das Kultur- und Sozialleben auseinandergesetzt hat. Vermutlich wurde sein Werk, das zu Beginn des 20. Jahrhunderts noch nicht voll entwickelt war, seinerzeit in Deutschland kaum rezipiert.[12]

---

11   Gabriel Tarde: *Le lois de l'imitation* (Paris 1890).

12   Der französische Arzt und Psychologe Charles Blondel (1876-1939) versuchte 20 Jahre nach Hellpachs Schrift, die psychologische Verwurzelung des Individuums in der Gesellschaft von Neuem wissenschaftlich aufzuklären und propagierte die »Kollektivpsychologie« als Zu-

Es fällt auf, dass Hellpach zwar die Geschichte der geistigen Epidemien in den Blick nimmt, ohne freilich das tradierte historische Panorama der Seuchen zu verlassen, aber die Geschichte bzw. Vorgeschichte des eigenen Fachgebiets entweder außer acht lässt oder polemisch attackiert. Mit keinem Wort geht er, wie bereits erwähnt, auf den Mesmerismus und dessen Fluidumtheorie ein. Mit dem »animalischen Magnetismus« sollte ja durch bestimmte Manipulationen die »geistige Ansteckung« therapeutisch, nicht zuletzt in der Gruppe, eingesetzt werden. Hier folgte Hellpach unausgesprochen der positivistischen Idee des wissenschaftlichen Fortschritts, wonach der Mesmerismus und seine romantischen Modifikationen letztlich Formen des »Okkultismus« darstellen, die in der Wissenschaft und gerade in der Psychologie keinen Platz mehr haben.

Darüber hinaus polarisiert Hellpach: Zum einen lobt er das unzureichende, gleichwohl ehrliche Bemühen älterer Autoren, wobei Paracelsus und »der alte Hecker« (S. 84) genannt werden. Zum anderen geißelt er »die hypnotische Hochflut [...] die Schwarzkünstler von Nancy und ihre Zauberlehrlinge«, welche die »Scheidemünze der Suggestion in den Umlauf gebracht« hätten. (Ebd.) Wenn er in diesem Zusammenhang fragt: »Wollen wir nicht lieber wieder des Theophrastus Bombastus Spuren suchen [...]?«, erklärt er nicht genau, wie dies geschehen soll. Hellpach bezieht sich überhaupt nicht inhaltlich auf das Werk des Paracelsus, er scheint hier jener eigentümlichen Hagiografie zu folgen, die seit der Romantik in Deutschland gepflegt wurde. Er weigert sich, »den Calmeil und Regnard, den Wicke und Hecker und Stoll nachzuerzählen«, will sich »der ewigen Wiederholung dieser Dinge« entziehen.[13] (S. 84) Demgegenüber

kunftsprojekt (vgl. *Introduction à la psychologie collective*, Paris 1928; dt. 1948). Dabei setzte er sich explizit mit Comte, Durkheim und Tarde auseinander.

13 Vgl. Louis-Florentin Calmeil: *De la folie [...]*, Paris 1845 (siehe hierzu S. 27 der vorliegenden Schrift); Paul Regnard: *Les maladies épidémiques de l'esprit*, Paris 1887; Ernst Konrad Wicke: *Versuch einer Monographie des grossen Veitstanzes und der unwillkürlichen Muskelbewegung [...]*, Leipzig 1844; Justus Hecker: *Die großen Volkskrankheiten des Mittelalters [...]*, darin 3. Kap.: »Die Psychopathien des Mittelalters« (S. 124-192), Berlin 1865 [on-

lobt er die analytische, empirische Herangehensweise des seinerzeit in Würzburg tätigen Psychiaters Wilhelm Weygandt (1970-1939) und empfiehlt die Lektüre von dessen Schrift über die psychischen Epidemien, die kurz zuvor erschienen war.[14] (S. 84, 85, 87)

Hellpach war 29 Jahre alt, als er seinen Essay veröffentlichte. Er war bei führenden Psychiatern, Neurologen und Psychologen ausgebildet worden und verfügte über eine solide Allgemeinbildung. Sein Interesse galt damals dem Wechselspiel zwischen Psychopathologie und Sozialpathologie, der Frage, wie es zur geistigen Epidemie, psychischen Ansteckung kommen kann. Für ihn waren Soziologie und Psychologie grundlegend für die Medizin und insbesondere Psychiatrie, um Krankheitsursachen und Behandlungsmöglichkeiten zu erkennen. Seine Motivation für seine spätere politische Tätigkeit wird schon in seinen ersten beiden Monografien von 1905[15] und 1906 erkennbar.

So stellt die vorliegende Schrift eine sachkundige Momentaufnahme der Situation um 1900 dar. Sie ist als eine Dokumentation zu lesen, die uns Aufschluss über die geistige Situation jener Zeit geben kann. Die Publikation in Martin Bubers Schriftenreihe ist bemerkenswert. Buber, ein Jahr jünger als Hellpach, war damals 28 Jahre alt und stand am Anfang seiner wissenschaftlichen und schriftstellerischen Laufbahn. Als Lektor beim Verlag Rütten und Loening in Frankfurt am Main war er für die Schriftenreihe »Die Gesellschaft« verantwortlich. Es gab einen Briefwechsel zwischen Hellpach und Buber. Ein Nachweis von entsprechenden Briefen ist allerdings nicht in Hellpachs Nachlass, der sich im Generallandesarchiv Karlsru-

---

line:https://archive.org/details/diegrossenvolks00hirsgoog/page/n1/mode/2up] ; Otto Stoll: *Suggestion und Hypnotismus in der Völkerpsychologie*, Leipzig 1894 [online 2. Aufl. 1904: https://archive.org/details/suggestionundhy00stolgoog/mode/2up?view=theater]; vgl. zu Stoll auch S. 40 f. Der vorliegenden Schrift.

14   Wilhelm Weygandt: *Beitrag zur Lehre von den psychischen Epidemien*, Halle/Saale 1905.
15   Vgl. Fußn. 5.

he befindet[16], und auch nicht an anderer Stelle in Deutschland zu finden. Die National Library of Israel verfügt jedoch über sechs Briefe von Hellpach an Buber, die noch zu sichten wären.[17]

Mein Interesse am Begriff der geistigen Epidemie, zu der es eine Reihe von gängigen Synonymen gibt (psychische Epidemie, mentale Ansteckung, Massenhysterie, Massenwahn, Massensuggestion etc.), wurde durch die Erfahrung der Corona-Krise in den Jahren 2020 bis 2022 geweckt. Als Medizinhistoriker war mir der wissenschaftliche Diskurs über die »Massenpsychologie« um 1900 bekannt, der wesentlich durch die 1895 erschienene Schrift *La Psychologie des foules* des französischen Mediziners und Sozialpsychologen Gustave Le Bon (1841-1931) beflügelt wurde. Die Medizingeschichte zeigt, dass große Seuchen, also Epidemien oder Pandemien, nicht nur im medizinischen Verständnis ansteckend sind und körperlich fassbare Krankheiten verbreiten, sondern häufig, ja regelmäßig auch von einer psychischen Epidemie begleitet werden, die oft nicht minder ansteckend ist und und nicht weniger gefährliche Auswirkungen haben kann. Das bekannteste historische Beispiel sind die Judenpogrome, die mit den verheerenden Pestzügen im ausgehenden Mittelalter einhergingen. Als im Frühjahr und Sommer 2020 strikte Hygieneregeln zusammen mit Lockdowns verordnet wurden, erstarrten viele Menschen vor Angst und isolierten sich selbst dann, als sich herausstellte, dass die »Pandemie« keineswegs so katastrophale Folgen hatte und zu massenweisem Sterben führte, wie das bei der Pest oder der Spanischen Grippe der Fall gewesen war. Diese Untergangsangst, die gesundheitspolitisch und medial befeuert wurde, verschärfte sich noch in der Debatte über die neuartigen Impfstoffe und die staatlich geplante Impfpflicht. Bestimmte Parolen wurden von hoher Warte aus verkündet, wie etwa die »Tyrannei der Ungeimpf-

---

16 Siehe: https://kalliope-verbund.info/de/findingaid?q=buber&fa.id=DE-611-BF-23198&lastparam=true (21.05.2022).

17 https://www.nli.org.il/en; gebührenpflichtige Bestellung möglich.

ten« oder die zweifelhafte Prognose »geimpft, genesen oder gestorben«.[18]

Diese geistige oder mentale Seite einer Pandemie wurde und wird als solche – im Vergleich zu virologischen, epidemiologischen oder hygienischen Tatbeständen – kaum diskutiert. Auch Medizinhistoriker haben nur vereinzelt auf ihre Problematik hingewiesen.[19] Indem ich diese Schrift von Willy Hellpach wiederabdrucke, möchte ich das Augenmerk auf eine aktuelle Erfahrung lenken, die wohl die meisten Menschen in der Corona-Krise mit kollektiven Imaginationen und Verhaltensweisen gemacht haben und die im Nachhinein (auch) als eine Art »geistige Epidemie« verstanden werden kann. Hellpach, der in einer für uns heute entrückten Epoche lebte, kann uns keine Erklärungsmodelle für die Gegenwart liefern. Aber er kann dazu anregen, sich erneut mit der sozial eminent wichtigen Frage der psychischen Ansteckung zu befassen. Die Reflexion der Wissenschaftsgeschichte und ihrer Begrifflichkeit ist für die aktuelle empirische Sozialforschung ebenso wenig überflüssig wie für die Sozialmedizin und Gesundheitspolitik. Dies gilt, wie die Corona-Krise gezeigt hat, gerade für die Problematik der »geistigen Epidemien«.

Bonn, im August 2022   Heinz Schott

---

18 So der Vorstandsvorsitzende des Weltärztebundes Frank-Ulrich Montgomery am 7. 11.2021 (https://www1.wdr.de/nachrichten/corona-spaltung-geimpfte-ungeimpfte-100.html ; 6.06.2022) bzw. der Geschäftsführende Bundesgesundheitsminister Jens Spahn am 22.11.2021 (https://www.zdf.de/nachrichten/politik/pressekonferenz-spahn-biontech-moderna-lieferungen-100.html ; 6.06.2022)
19 Vgl. Heinz Schott: *Corona und was die Seuchengeschichte lehrt.* Norderstedt, 2020; ders.: Mentale Ansteckung, geistige Epidemie. Anmerkungen eines Medizinhistorikers zur Corona-Krise, in: *Der Corona-Elefant. Vielfältige Perspektiven für einen konstruktiven Dialog,* hg. von Konstantin Beck, Andreas Kley, Peter Rohner, Pietro Vernazza, Zürich 2022, S. 278-296.

ANHANG

Titelblätter und Verlagsanzeigen –
der Originalschrift von 1906 vorangestellt

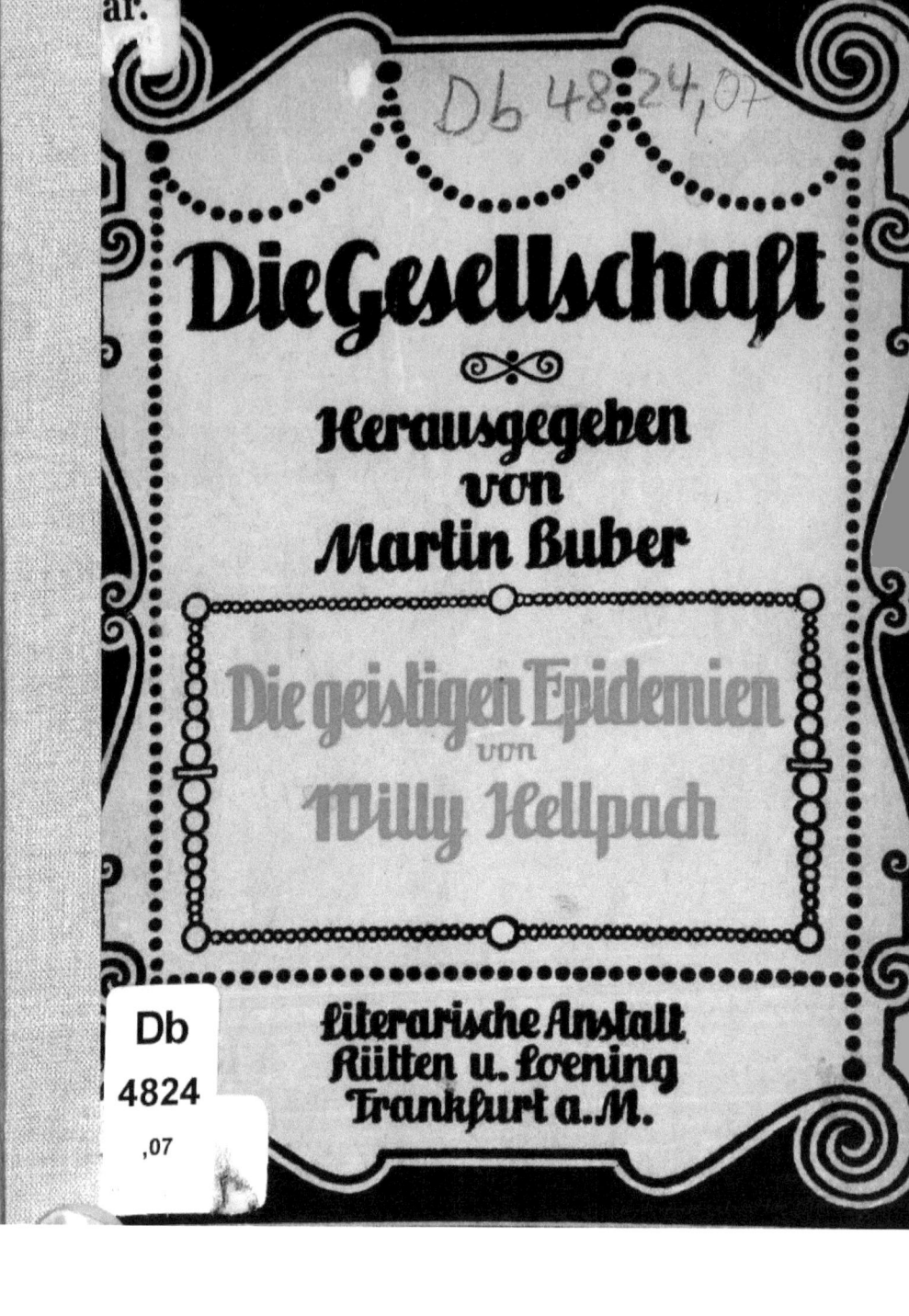

Die Gesellschaft

Herausgegeben von Martin Buber

Die geistigen Epidemien von Willy Hellpach

Literarische Anstalt
Rütten u. Loening
Frankfurt a. M.

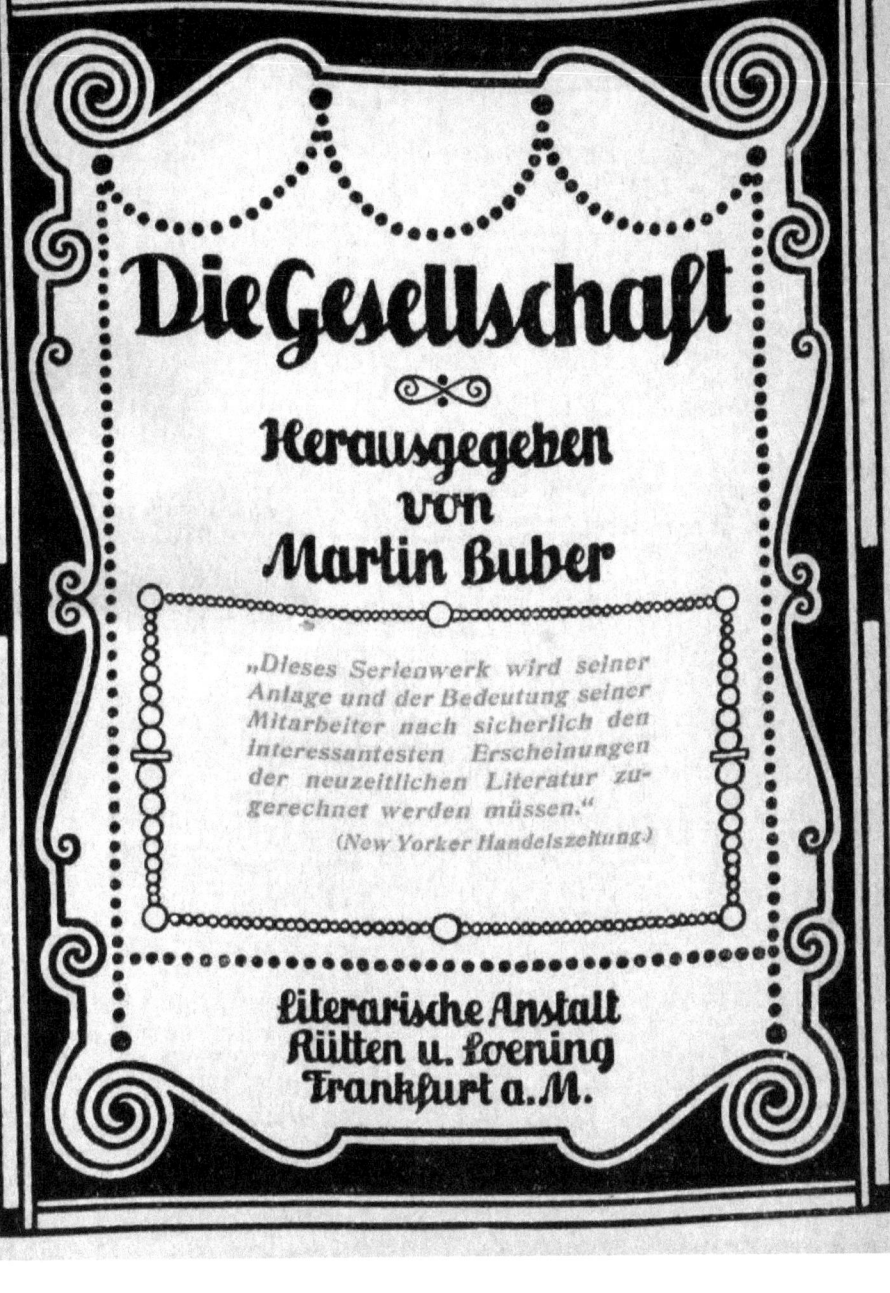

Die Gesellschaft

Herausgegeben
von
Martin Buber

„Dieses Serienwerk wird seiner
Anlage und der Bedeutung seiner
Mitarbeiter nach sicherlich den
interessantesten Erscheinungen
der neuzeitlichen Literatur zu-
gerechnet werden müssen."

(New Yorker Handelszeitung.)

Literarische Anstalt
Rütten u. Loening
Frankfurt a. M.

VERLAG DER LITERARISCHEN ANSTALT
RÜTTEN & LOENING IN FRANKFURT A. M.

Unter dem Titel:

DIE
GESELLSCHAFT

erscheint in obengenanntem Verlage eine von

DR. MARTIN BUBER

herausgegebene

Sammlung sozialpsychologischer Monographien

Titelzeichnung und Vorsatz von PETER BEHRENS
Initialen von HERMANN KIRCHMAYR

Jeder Band ca. 100 Seiten } biegsam kartoniert M. 1.50
in handlichem Oktavformat } in Leinwand gebdn. M. 2.—
(Format dieses Prospektes)

Bestellungen auf die bereits erschienenen — wie auch auf alle sich
in Vorbereitung befindenden Bände der Sammlung — werden von
allen Buchhandlungen wie auch vom Verlag entgegen genommen.

„Allen denen, die sich mit der Sozialpsychologie beschäftigen, kann die
Anschaffung der interessanten Monographiensammlung aufs wärmste
empfohlen werden."

(Dresdner Journal.)

Was will die Sammlung und
:: wie urteilt man darüber? ::

„Neue Durchblicke durch neue Einblicke in das Leben der Gesellschaft will die neue Sammlung eröffnen. Aus den vielverschlungenen Fäden, die durch das Zusammensein der Individuen geknüpft werden, ergeben sich ganz besondere Einschläge auch im Seelenleben des Einzelnen. Und wie aus den inneren Wechselbeziehungen der Individuen erst bestimmte psychische Gebilde entstehen, so wirken diese sozial gewordenen Bildungen dann ihrerseits auf den Einzelnen zurück. Diese Widerspiegelungen der Gesellschaft in der Psyche des Menschen, die ihr ganz spezifisches Gepräge tragen, und umgekehrt wiederum jene Entstehungen aus den bestimmten seelischen Dispositionen sollen nun untersucht werden. Nicht in der Weise, daß die sozialpsychologischen Grundformen als solche analysiert und erklärt würden; sondern vielmehr sollen die verschiedenen Gebilde, Menschengruppen und Betätigungen selbst aus ihrem sozialpsychischen Sein und Verhalten geschildert werden. Ein solches Unternehmen scheint mir nützlich und anregend. Es zwingt, die Probleme unter ganz bestimmtem Gesichtswinkel und ganz bestimmten Bedingungen zu sehen, Zusammenhänge klar zu stellen, die sonst, wenn nur die fertigen Ergebnisse betrachtet werden, dem Beschauer sehr leicht entgehen. Es können so äußerst wichtige Beiträge zum inneren Verständnis alles sozialen Geschehens durch die neue Sammlung geschaffen werden."
Prof. F. Eulenburg in der „Deutschen Literaturzeitung".

„Der Grundgedanke des gesamten Versuches muß als glücklich bewertet werden. Die Gemeinschaftspsychologie kann nur vorwärts kommen, wenn sie nicht in öden Begriffspielereien, in der Zurückführung des Gemeinschaftslebens auf letzte Prinzipien sich erschöpft, sondern konkrete Erscheinungen der Analyse und Kritik unterwirft. Das soll hier geschehen, allerdings in mehr essayistischer, auch dem Gebildeten zugänglicher und sogar ihn fesselnder Form."
Privatdozent Dr. Willy Hellpach im „Tag".

Band I

Das Proletariat
von
Werner Sombart

„Sombart weiß uns das Proletariat plastisch vor Augen zu führen — ohne zu großen Pomp der Worte und mit starker Überredungskraft. Wie Meuniers Gestalten auf dem „Denkmal der Arbeit", wie die Lieder der Ada Negri. Das macht: das Büchlein ist auch künstlerisch sehr gut geraten und wird darum seine Wirkung nicht verfehlen. Die feinsinnigen Bemerkungen scheinen mir mit das Beste zu sein, was Sombart bisher geschaffen."

Deutsche Literaturzeitung.

Band II

Die Religion
von
Georg Simmel

„Simmel hat in seiner Darstellung eine überwältigende Fülle von Tiefsinn, Einsicht und Penetration niedergelegt. Seine Gedankengestaltung ist bei höchster Klarheit und wissenschaftlicher Schärfe von erlesenem, künstlerischem Reiz, da sein Denken nicht nur Tiefe, sondern auch Temperament und „Elan" besitzt. Er beherrscht den schwierigen, über die Maßen schwankenden und ausgebreiteten Stoff mit voller Souveränetät."

Münchn. Neueste Nachrichten.

Band III

Die Politik
von
Alexander Ular

„Das Buch ist außerordentlich interessant und durch die neuen Gesichtspunkte, die der Verfasser an mehreren Stellen weist, für jeden, der sich mit politischen Problemen befaßt, wertvoll."

Breslauer Morgenzeitung.

„Das Büchlein ist nachdenklich und energisch, im einzelnen sehr gescheit, frech und farbig und enthält eine Menge exotischer Sachen, die ihm Leben und stoffliche Fülle geben."

Königsberger Allg. Zeitung.

Band IV

Der Streik
von
Eduard Bernstein

„Bernsteins Buch ist überreich an Inhalt in gedrängtester Form. Es beantwortet alle die Streike der Arbeiter betreffenden Fragen sachverständig und überzeugend." Die Wage.

„In fesselnder Weise und mit großem Verständnis der gewerkschaftlichen Bewegung und ihrer Kampfbedingungen schildert uns Bernstein den Streik in seinem Wesen, seinem Auftreten, seinem Zweck und seinem Wirken. Im Zusammenhang mit dem gestellten Thema behandelt er das ganze gewerkschaftliche Problem."

Sozialistische Monatshefte.

Band V

Die Zeitung

von

J. J. David

„Die würdige, für den näher Zu-
sehenden beinahe ergreifende Aus-
einandersetzung eines wertvollen
Mannes mit dem Metier . . . Die
Psychologie, die David vom modernen Journalisten gibt, ist glänzend.
Ohne Schönfärberei, aber auch ohne
Bitterkeit ist sie von einer zwingen-
den Wahrheit."   Die Zeit.

„Geistreich, erfahren und ausge-
zeichnet geschrieben."
            Berliner Tageblatt.

Band VI

Der Weltverkehr

von

Albrecht Wirth

„Ein frischer Luftzug: A. Wirths
kleines Buch „Der Weltverkehr".
Man erwartet Wirtschaftslehre, Rog-
genpreise, stealtrust. Und einer, der
so und so viele Male über den Ozean
und durch Sibirien gefahren ist, und
schreiben kann, erzählt, wie die Welt
kleiner und enger geworden ist, und
doch noch so seltsam, daß beim Lesen selbst unsereinem, der auch sein
Teil gesehen hat, das Herz pocht beim
Anblick solcher Globetrotterei."
            Die neue Rundschau.

Band VII

Der Arzt

von

Ernst Schweninger

„Ein welterfahrener Arzt und Mensch hat hier mit kühnen, sicheren
Strichen die Gestalt des Arztes gezeichnet, sie in frischen, starken Farben
ausgeführt und so im Lichte seiner kraftvollen Eigenart das innere und
äußere Wesen eines der wichtigsten Repräsentanten der sozialen Hilfe gezeigt . . . . . So überwältigend die Logik der Ausführungen dieses ärztlichen
Apostata für den voraussetzungslosen, religiös und wissenschaftlich nicht vor-
eingenommenen Denker ist, so überzeugend wirkt die Sprache in ihrer Wucht,
die oft von geradezu dichterischem Schwung ist."   März.

„Die kleine Schrift ist nicht nur wegen ihrer erschöpfend tiefen Analyse
des Arztes und des Wesens seiner Betätigung bemerkenswert, sie hat auch
bedeutenden Wert als kulturhistorisches Monument." Leipziger Tageblatt.

„Geistreich und anregend, den tiefen Menschenkenner, erfahrenen und
gewandten Arzt bezeugend, ist das Buch von Anfang bis zu Ende . . . Wir
raten unseren Kollegen dringend sich den Genuß der Lektüre des Büchelchens
nicht entgehen zu lassen."   Deutsche Mediz. Presse.

Band VIII

Der Handel

von

Richard Calwer

Was ist das Wesen des Handels? Welchen Einfluß auf Käufer und Verkäufer übt er aus? Welche Unterschiede in der Entwicklung des Charakters und des Geisteslebens entsprechen seinen verschiedenen Arten? Auf diese Fragen wird hier, indem die handeltreibenden Elemente vom Hausierer bis zum Exporteur und vom Handlungsgehilfen bis zum Leiter der Großbank in den Bedingungen und Formen ihrer Sonderexistenz dargestellt werden, eine weitsichtige, Probleme und Zusammenhänge überschauende Antwort gegeben.

Band IX

Die Sprache

von

Fritz Mauthner

„Ein kleines Buch, das große Fragen stellt und beantwortet und Pforten aufreißt, vor denen jeder gern vorüberschleicht", sagt Maximilian Harden in einer Voranzeige in der „Zukunft". Der Band ist die beste Einführung in Mauthners sprachkritische Anschauungen und zugleich eine wertvolle Ergänzung zu seinem großen Werke, die die Beziehungen der Sprache zu Sitte und Sittlichkeit, zu Religion und Erziehung, zu Politik und Recht, zu Volk und Völkerverkehr in fesselnder Beweisführung erörtert.

Band X

Der Architekt

von

Karl Scheffler

Die Entstehung der Baukunst, die gegenwärtige Entartung des Architektenberufs und die moderne Reformbewegung sind die Hauptthemen dieser Arbeit, und ihr einheitlicher Gesichtspunkt das Verhältnis des Architekten zur Gesellschaft, zur sozialen Wirklichkeit und zur sozialen Aufgabe. In kraftvoller, tiefdringender Sprache gibt Scheffler das Bild des Baumeisters früherer Zeit, betrachtet die heutigen Teilexistenzen in ihrer Isolierung und weist den Weg zu einer künftigen Synthese.

Band XI

Die geistigen Epidemien

von

Willy Hellpach

An farbigen Beispielen aus Geschichte und Gegenwart wird Ursprung und Bedeutung seelischer Massenerkrankung gezeigt. Die Ursachen der „Ansteckung" werden aufgedeckt, das Schlagwort „Suggestion" kritisiert, Alkoholismus und sexuelle Anomalien, Psychopathien und Neurosen, Hypochondrie und Nervenschwäche, Askese und Hysterie werden, soweit sie gemeinschaftspathologische Erscheinungen sind oder mit solchen zusammenhängen, geschildert, und alles dies in frischer, geist- und lebensvoller Darstellung.

Band XII

Das Warenhaus
von
Paul Göhre

An einem Paradigma will Göhre zunächst die Struktur und die sozial-psychologische Bedeutung des modernen Warenhauses darlegen; hierzu wählt er das Berliner Haus Wertheim und schildert in ebenso aufschlußreichen wie interessanten Bildern dessen Äußeres und Inneres, Verkauf und Einkauf, Finanzverhältnisse und Organisation. Nachdem er noch in knapperer Weise die andern Typen besprochen hat, legt er im allgemeinen Teil die Entstehung, den Betrieb und die mannigfaltigen wirtschaftlichen, gesellschaftlichen und geistigen Wirkungen des Warenhauses dar und zieht Schlüsse für die künftige Entwicklung. — Das kleine Buch ist die erste eingehende Behandlung des bedeut-samen Gegenstandes, und eine geradezu erschöpfende und vorzüglich geschriebene.

Als weitere Bände sind zunächst in Aussicht genommen:

Das Leben mit der Natur	von	Wilhelm Bölsche
Die Kirche	von	Arthur Bonus
Die Geschlechter	von	Martin Buber
Das Theater	von	Max Burckhard
Der Krieg	von	Paul Creuzinger
Das Parlament	von	Hellmuth von Gerlach
Die Schule	von	Ludwig Gurlitt
Die Diplomatie	von	Maximilian Harden
Die Revolution	von	Gustav Landauer
Das Verbrechen	von	Franz von Liszt
Die Eisenbahn	von	Arthur Mülberger
Der Staat	von	Franz Oppenheimer
Die Kolonie	von	Paul Rohrbach
Das Dorf	von	Hermann Stehr
Die Sitte	von	Ferdinand Toennies

≡ BESTELLZETTEL ≡

Ich bestelle hiermit aus dem Verlage der Literarischen Anstalt
Rütten & Loening in Frankfurt a. Main bei der Buchhandlung

von .... in ....

DIE GESELLSCHAFT

Kartoniert pro Band M. 1.50	In Leinwand geb. pro Bd. M. 2.—
Bd. I. Sombart, Das Proletariat	Bd. I. Sombart, Das Proletariat
Bd. II. Simmel, Die Religion	Bd. II. Simmel, Die Religion
Bd. III. Ular, Die Politik	Bd. III. Ular, Die Politik
Bd. IV. Bernstein, Der Streik	Bd. IV. Bernstein, Der Streik
Bd. V. David, Die Zeitung	Bd. V. David, Die Zeitung
Bd. VI. Wirth, Der Weltverkehr	Bd. VI. Wirth, Der Weltverkehr
Bd. VII. Schweninger, Der Arzt	Bd. VII. Schweninger, Der Arzt
Bd. VIII. Calwer, Der Handel	Bd. VIII. Calwer, Der Handel
Bd. IX. Mauthner, Die Sprache	Bd. IX. Mauthner, Die Sprache
Bd. X. Scheffler, Der Architekt	Bd. X. Scheffler, Der Architekt
Bd. XI. Hellpach, Die geist. Epidem.	Bd. XI. Hellpach, Die geist. Epidem.
Bd. XII. Göhre, Das Warenhaus	Bd. XII. Göhre, Das Warenhaus

Ich bitte gleichzeitig mir alle weiteren Bände sofort nach Erscheinen
zur Ansicht — für feste Rechnung — senden zu wollen.

Name: .... Ort: ....

Wohnung: ....

Nicht Zutreffendes bitte zu durchstreichen.

Druck von Oscar Brandstetter in Leipzig. 32694.

DIE GESELLSCHAFT

Bd. I: Das Proletariat von W. Sombart

Sombart schildert das Seelenleben des modernen Proletariers. Er zeigt, was dieser an Kraft des Heimatsgefühls, an Innigkeit der Familiengemeinschaft, an Sicherheit und Bodenständigkeit des Daseins eingebüßt hat, und vergleicht damit, was er an Verstandesausbildung, an Solidaritätsbewußtsein, an kritischer Fähigkeit gewonnen hat. Er schreibt die Tragödie der Arbeiterseele.

Bd. II: Die Religion von Georg Simmel

Die Religion ist nach Simmel keine starre, für sich bestehende, dem übrigen Leben ferne Macht, sondern sie ist ein Grundgefühl, das in dem Verhältnis des Kindes zu den Eltern, des Patrioten zum Vaterland, des Kosmopoliten zur Menschheit, des Arbeiters zu seiner Klasse, des Soldaten zur Armee, des Freundes zum Freunde, des Liebhabers zur Geliebten sich kundgeben kann. Diese These wird in tiefgreifender Analyse an den einzelnen Problemen durchgeführt.

Bd. III: Die Politik von Alexander Ular

Ular zieht die großen Linien, die aller Politik zugrunde liegen: er stellt die Herrschaft des religiösen Motivs der des wirtschaftlichen gegenüber und legt deren Konflikte und Ausgleichungen dar. In farbenreichen, fesselnd erzählten Beispielen, die von Dschingischan und vom Dalailama, von Hammurabi und den Pharaonen, von den tibetischen Klöstern und der französischen Revolution berichten, skizziert er das Walten dieser zwei Urtriebe in der Weltgeschichte.

DIE GESELLSCHAFT

Bd. IV: Der Streik von Ed. Bernstein

In zugleich gründlicher und interessanter Darstellung gibt Bernstein die Geschichte und die Psychologie des Streiks. Er untersucht seine Ursachen und seine Zwecke, seine Form und Entwicklung, seine Strategie und Taktik, seine Waffen und sein Recht, seine Kosten und seine Wirkungen, wie die Mittel und Organe der Streikverhütung, endlich das Wesen des politischen Streiks.

Bd. V: Die Zeitung von J. J. David

Die Zeitung wird hier gleichsam von innen angeschaut: wie sie ist und wie sie wird, welche neuen Seelenwerte sie schafft und welche Opfer an seelischer Entwickelung sie fordert. Die Wechselwirkung zwischen Zeitung und Publikum, die Stellung, Bedeutung und Bestimmung des Journalisten werden in scharfer und auf den Grund der Dinge eindringender Weise dargelegt.

Bd. VI: Der Weltverkehr v. Albr. Wirth

Wirth gibt einen Überblick über das Wesen und den Herrschaftsbezirk der modernen Verkehrsmittel; er untersucht ihren Einfluß auf Rhythmus und Tempo des Daseins, auf die Beziehungen und das Seelenleben des Menschen, auf den großen Komplex von Erscheinungen, der das Dokument dieser Beziehungen und dieses Seelenlebens ist: die Kultur.

DIE GESELLSCHAFT

Bd. VII: Der Arzt von E. Schweninger

Schweninger setzt sich mit allen Fragen auseinander, die sich aus dem Verhältnis zwischen Arzt und Gesellschaft durch die Konstellation der letzten Jahrzehnte ergeben haben. Die behandelten Gegenstände sind: Die Humanität; das Wesen des Arztes; Arzt und Kranke (die Frage des „Vertrauens", „Seelenarzt", Krankheit und Gesundheit usw.); Arzt und Staat; der ärztliche Stand (Standesverfassung, Standesehre, Konkurrenz, Kollegialitätsbegriff, Kurpfuschertum); der ärztliche Beruf (Frage des Gelderwerbs u. a.); Arzt und Gesellschaft (Einfluß auf Lebensform und Lebenshaltung; Hygiene, Gutachten, Fürsorge, Verbrechertum, Krankenkassen, Krankenhausverfassung usw.); Erziehung des Nachwuchses.

Bd. VIII: Der Handel von Richard Calwer

Was ist das Wesen des Handels? Welchen Einfluß auf Käufer und Verkäufer übt er aus? Welche Unterschiede in der Entwicklung des Charakters und des Geisteslebens entsprechen seinen verschiedenen Arten? Auf diese Frage wird hier, indem die handeltreibenden Elemente vom Hausierer bis zum Exporteur und vom Handlungsgehilfen bis zum Leiter der Großbank in den Bedingungen und Formen ihrer Sonderexistenz dargestellt werden, eine weitsichtige, Probleme und Zusammenhänge überschauende Antwort gegeben.

Bd. IX: Die Sprache von Fritz Mauthner

Der Band ist die beste Einführung in Mauthners sprachkritische Anschauungen und zugleich eine wertvolle Ergänzung zu seinem großen Werke, das die Beziehungen der Sprache zu Sitte und Sittlichkeit, zu Religion und Erziehung, zu Politik und Recht, zu Volk und Völkerverkehr in fesselnder Beweisführung erörtert.

DIE GESELLSCHAFT

Bd. X: Der Architekt von Karl Scheffler

Die Entstehung der Baukunst, die gegenwärtige Entartung des Architektenberufs und die moderne Reformbewegung sind die Hauptthemen dieser Arbeit, und ihr einheitlicher Gesichtspunkt das Verhältnis des Architekten zur Gesellschaft, zur sozialen Wirklichkeit und zur sozialen Aufgabe. In kraftvoller, tiefdringender Sprache gibt Scheffler das Bild des Baumeisters früherer Zeit, betrachtet die heutigen Teilexistenzen in ihrer Isolierung und weist den Weg zu einer künftigen Synthese.

Bd. XI: Die geistigen Epidemien von Willy Hellpach

An farbigen Beispielen aus Geschichte und Gegenwart wird Ursprung und Bedeutung seelischer Massenerkrankung gezeigt. Die Ursachen der „Ansteckung" werden aufgedeckt, das Schlagwort „Suggestion" kritisiert, Alkoholismus und sexuelle Anomalien, Psychopathien und Neurosen, Hypochondrie und Nervenschwäche, Askese und Hysterie werden, soweit sie gemeinschaftspathologische Erscheinungen sind oder mit solchen zusammenhängen, geschildert, und alles dies in frischer, geist- und lebensvoller Darstellung.

Bd. XII: Das Warenhaus von Paul Göhre

An einem Paradigma will Göhre zunächst die Struktur und die sozialpsychologische Bedeutung des modernen Warenhauses darlegen; hierzu wählt er das Berliner Haus Wertheim und schildert in ebenso aufschlußreichen wie interessanten Bildern dessen Äußeres und Inneres, Verkauf und Einkauf, Finanzverhältnisse und Organisation. Nachdem er noch in knapperer Weise die andern Typen besprochen hat, legt er im allgemeinen Teil die Entstehung, den Betrieb und die mannigfaltigen wirtschaftlichen, gesellschaftlichen und geistigen Wirkungen des Warenhauses dar und zieht Schlüsse für die künftige Entwicklung. — Es ist die erste eingehende Behandlung des bedeutsamen Gegenstandes, und zwar eine geradezu erschöpfende und vorzüglich geschriebene.

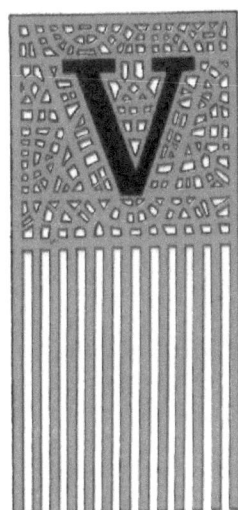VON KRANKHEIT REDEN DIE LEUTE gern, hören sie gern reden; den Arzt umgibt die Atmosphäre des Geheimnisvollen und zugleich Lebensbedeutsamen, eine jedenfalls „interessante" Atmosphäre also; er muß schon ein großer Tölpel sein, wenn sie ihm ganz abgeht; sie verläßt ihn nicht an der Schwelle des Krankenzimmers, sie begleitet ihn an den Stammtisch und in den Salon, und wenn er hier von seinen Berufsdingen plaudert, so sichert ihm auch die schönste Pose nicht soviel Teilnahme, wie die Sache selber. Es ist nur die Kehrseite der Situation, wenn in Fragen der Gesundheit ein Jeder sich sachverständig fühlt und wenn nach der meisten Menschen Überzeugung es zwar der Arzt ist, der die Kranken ins Grab bringt, hingegen die Natur, die sie heilen kann ... Von Krankheit reden die Leute gern, hören sie gern reden. Und darum ist es denen, die die Menschheit tagtäglich von berufswegen zu unterhalten haben, nicht zu verdenken, wenn sie ihre Bilder und Gleichnisse mit Vorliebe aus dem Schatz der Pathologie wählen. Die Feuilletonisten überm und unterm Strich, der Politik und des Pläsiers reden möglichst viel von Krankheit. Sie reden vom Fieber der Spekulation und von Bildungshypertrophie, von einer Goldplethora und von finanziellen Aderlässen, von den verstopften Poren des Volkskörpers und von einer Embolie der Schlagadern des Verkehrs, von den Geburtswehen einer neuen Epoche und dem Todeskampf

7

Die erste Seite des Fließtextes (entspricht Seite 9 dieser Ausgabe)

SCHOTT's NEUE BIBLIOTHEK

Schriftenreihe im Verlag BoD - Bocks on Demand

Zum Thema Seuchengeschichte und geistige Epidemien

sind in dieser Reihe bisher erschienen:

Band 7

Heinz Schott: *Corona und was die Seuchengeschichte lehrt. Essay*
Paperback; 100 Seiten; Sprache: Deutsch
ISBN: 9783751981095
Erscheinungsdatum: 18.10.2020

Band 9

Carl Gustav Carus: *Ueber Geistes-Epidemien der Menschheit* (1852)
Mit Anmerkungen und einem Nachwort herausgegeben von Heinz Schott
Paperback; 72 Seiten; Sprache: Deutsch
ISBN-13: 9783755709695
Erscheinungsdatum: 11.03.2022

Bestellungen (auch E-Book) bei BoD Buchshop
https://www.bod.de/buchshop/